河西学院 2016 年教材建设项目资助出版　项目编号：HXXYJC-2016-13

高等院校系列教材

供医学本、专科护理及助产等专业使用

外科护理技能实训指导

主　编　师艳萍
副主编　郑凤莉
编　委　（按姓氏笔画排序）
王爱君　牛　莉　师艳萍
陈春燕　郑凤莉　要雪晴
魏　巍

科学出版社
北　京

内 容 简 介

本书按照外科护理的“三基”要求编写技能实训，全书分为三章。第一章包括护理实训室学生守则及学生着装要求。第二章包括围术期护理技术、外伤处理技术、手术室工作常用技术、常用导管和引流护理、骨科常用护理技术、外科常用仪器设备使用技术、外科常用技术指导，共 7 个模块，41 个实训项目。每个实训项目基本上包括目的、案例导入、评估、计划、实施、评价、健康教育、注意事项、语言性沟通、课外知识拓展 10 个部分。第三章外科护理常用技术考核评分标准，是表格形式的考核评分标准，涵盖了对学生操作技能、基础知识、情感态度方面的考核。评价内容准确严谨，分值设置合理，为帮助学生了解教学要求及检验学习效果提供了依据。本书的编写，注重形式创新，增加趣味性、可读性、实用性，紧密结合临床。

本书是本专科护理、助产专业教材，同时兼顾具有一定的医学、护理学基础知识和临床工作经验的护理工作者；亦可作为护士执业资格考试复习读本，对护理教师也有一定的参考价值。

图书在版编目（CIP）数据

外科护理技能实训指导 / 师艳萍主编. —北京：科学出版社，2018.10
高等院校系列教材
ISBN 978-7-03-059077-0

Ⅰ. ①外… Ⅱ. ①师… Ⅲ. ①外科学–护理学–高等学校–教材 Ⅳ. ①R473.6

中国版本图书馆 CIP 数据核字（2018）第 232386 号

责任编辑：朱　华 / 责任校对：郭瑞芝
责任印制：赵　博 / 封面设计：王　融

科 学 出 版 社 出版
北京东黄城根北街 16 号
邮政编码：100717
http://www.sciencep.com

北京华宇信诺印刷有限公司印刷
科学出版社发行 各地新华书店经销

*

2018 年 10 月第 一 版 开本：787×1092 1/16
2025 年 8 月第六次印刷 印张：11
字数：252 000

定价：49.80 元

（如有印装质量问题，我社负责调换）

前　　言

“外科护理学”作为护理专业的一门核心课程，是护理学的重要组成部分，同时也是国家护士执业资格考试必考科目。在强调外科护理基础知识、基本理论的同时，外科护理基本技能的训练也非常重要。

本书以“十二五”规划《外科护理学》教材为理论指导，以“外科护理学”实训教学大纲为依据，结合我国目前高等护理教育和临床实践现状编写而成。编者在总结多年护理教学经验的基础上，结合临床外科护理工作实际，并参阅了大量文献，吸收近年来的研究进展，编写了《外科护理技能实训指导》。本书在编写上立足于教材，但不局限于教材，结合实际，规范操作，教材内容坚持“实用为主，必须、够用为度”的原则，深度适宜、重点突出、编排紧凑、专业性强。

本书内容全面，充分体现了以人为本的理念，以简洁、易懂的文字进行描述，在外科护理技能考核细则中融入人文知识，各项实训按案例导入、评估、计划、实施、评价、健康教育、注意事项、语言性沟通、课外知识拓展、考核评分标准为框架进行编写，有助于培养学生的整体护理思维能力、分析和解决问题能力、动手操作能力、知识迁移能力、语言沟通能力等。本书共编写外科护理技能实训 41 项，对学生全面掌握外科护理技能、培养适合现代临床护理发展需要的高素质应用型护理人才具有促进作用。

本书编写限于水平，书中恐有错误或疏漏，恳请使用本书的师生多提宝贵意见，以便进一步修订提高。

编　者

2018 年 3 月

目　录

第一章　总　　则

第一节　护理实训室学生守则

护理实训室是护理专业学生学习和实践的场所，为保证实训室工作及学生学习和实践顺利进行，学生应遵循以下规则：

一、学生按规定按时实训，按时离开实训室。

二、学生进入实训室必须着白大衣、白裤子或丝袜、白鞋，并按要求携带用物。

三、学生要爱护实训室的一切财物，自觉遵守实训室规章制度，注意实训室安全和人身安全，严格按照操作规程、使用方法和注意事项进行实训。

四、实训室要保持清洁、卫生，不得高声喧哗和打闹，不准吸烟、随地吐痰、乱扔纸屑杂物，养成文明作风。

五、实训过程中，实训物品、药品、器材应节约使用，杜绝浪费现象发生。实训中如有问题应及时与老师沟通，解决后才能继续进行实训。

六、实训完毕后，应及时关闭电源，将实训用物、器材等整理、归回原位。

七、实训结束后填写实训室使用登记表，并进行实训场地的清洁卫生。

八、实训仪器设备一般不外借，学生借用实训物品必须有实训指导教师签字同意。实训物品借出及收回时，须双方当面核查，如有损坏和缺少情况，应及时追查责任，借用方必须负责修复或赔偿。

九、离开实训室前务必仔细检查，关闭门窗水电，保证安全；贵重物品要妥善保管，闲杂人员不得进入实训室。

第二节　学生着装要求

1. 护士帽

（1）燕帽：帽子端正，距前发际 4～5cm；发夹固定于帽后，最好选用与头发或帽子颜色相同的发夹。

（2）圆顶帽：无论短发与长发，头发应全部遮入圆帽内，前不露留海，后不露发际。

2. 口罩　佩戴口罩应完全遮住口鼻，戴至鼻翼上一寸。

3. 护士服　整齐洁净、尺寸合身、衣长过膝、袖长至腕、衣扣扣齐、内衣色浅、不可外露、裤长合适。

4. 鞋、袜　软底平跟或坡跟鞋；白色或肤色袜。

第二章　外科常用护理技术实训指导

第一节　围术期护理技术

实训一　备　皮　法

备皮是预防切口感染的重要环节，皮肤准备包括清除皮肤上的污垢、毛发，清洁皮肤。

【目的】

1. 去除手术区毛发，避免切口周围的毛发影响手术操作。

2. 彻底清洁皮肤，预防术后切口感染。

【案例导入】

床号：5 床，姓名：王某，性别：女，年龄：50 岁。

患者因胃癌于明天早晨行胃大部分切除术，现需手术前备皮。

【评估】

1. 患者的年龄、自理能力、沟通能力、对本手术的认知水平及知情程度、对术前准备的心理准备、配合程度等。

2. 患者的身体状况，切口部位，手术区皮肤的清洁度，有无皮肤损伤、感染、皮肤疾病等。

【计划】

1. 护士准备　着装整洁，洗手、戴口罩；核对医嘱确认备皮范围。

2. 用物准备　治疗车、治疗盘内放安全剃刀、弯盘、治疗碗内盛20%肥皂液及软毛刷、纱布、绷带、棉签、70%乙醇、汽油、手电筒、橡胶单、中单、脸盆内盛温水、毛巾。

3. 环境准备　室内整洁、治疗床完好无损、室内温度适宜。

【实施】

1. 核对医嘱，携用物至患者床旁。

2. 核对患者，向患者及家属解释备皮操作的目的及过程，并取得同意。

3. 协助患者取舒适卧位，关闭门窗或屏风遮挡。

4. 充分暴露备皮区域，其下垫一次性中单。

5. 戴手套，软毛刷蘸温肥皂液涂抹备皮区。

6. 护士左手持纱布绷紧皮肤，右手持剃毛刀，使备皮刀与皮肤呈 45°，顺着毛发生长的方向从上到下依次剃除毛发，随时以纱布清除剃刀内过多的毛发。

7. 用毛巾蘸温水洗净擦干备皮区域。

8. 用手电筒照射检查备皮区域毛发是否剃除干净，皮肤有无割痕、破损。

9. 用棉签蘸汽油清除皮肤上的胶布痕迹和油脂。

10. 协助患者穿衣，整理床单位、环境，致谢，离开病房。

11. 清理用物，洗手，记录备皮时间。

【评价】

1. 备皮过程顺利，备皮区域正确，符合手术要求。
2. 备皮区域无体毛残留，无皮肤破损、割痕等。

【健康教育】

1. 告知患者术前晚洗澡、清洁皮肤的目的。
2. 告知患者备皮后可以洗澡或局部清洁擦拭，必要时给予协助。
3. 提醒患者洗澡、清洁皮肤期间注意安全，防止跌倒，预防感冒。

【注意事项】

1. 护士操作轻柔，不要逆行刮剃，以免划伤患者皮肤。
2. 避开皮肤凸起处，小心褶皱及瘢痕处。
3. 不要过多暴露皮肤，注意保暖及保护患者隐私。
4. 备皮区域要大于预定的切口直径范围至少 15～20cm。
5. 清洁脐部时要轻柔，勿用力，防止擦伤皮肤引起感染，延迟手术。
6. 遇美甲患者建议先洗甲，以免影响术中血氧饱和度监测及术后末梢血运观察。

【语言性沟通】

1. 操作前解释 请问您叫什么名字？（王某）王阿姨，下午好，您明天早晨要做手术了，您知道要做什么手术吗？我现在帮您把皮肤准备一下，就是把皮肤上的汗毛剃除，可以预防手术后切口感染，请您配合一下好吗？

2. 操作中指导 王阿姨，您可以抬一下身子吗？我要帮您在身下铺一块中单，防止床单弄脏。

王阿姨，肥皂水冷吗？如果冷的话请告诉我。……王阿姨，这个水温合适吗？

我现在帮您把耻骨联合这里的阴毛剃除。

我现在帮您把脐孔清洁一下。

3. 操作后嘱咐 王阿姨，我帮您把皮肤准备做好了，谢谢您的配合。明天早晨做手术不要紧张，手术后我们都会照顾您的，不要担心。您有事请用呼叫器叫我，呼叫器就在这儿，我也会经常来看您的。

【课外知识拓展】

脱毛剂备皮法

本法是将脱毛剂涂于需要备皮的区域 10～15 min 后用压舌板将其轻轻刮去即可。应用化学脱毛剂除毛备皮方便，无痛感，患者易于接受，既减轻了患者痛苦又降低了切口感染机会，适用于难以剃毛的部位和消瘦的患者。但有的患者对脱毛剂过敏，皮肤出现丘疹、红斑，影响手术。并且脱毛剂不能脱掉粗长的毛，遇此情况还必须先剪掉或改用剃刀剃毛备皮。文献报道应用化学脱毛剂有致皮疹等过敏反应，所以在临床使用时对过敏体质的患者可在前臂内侧小范围应用，20 min 后无过敏反应则可用于备皮。对脱毛剂有过敏反应的患者，脱毛后应用 0.5%的醋酸或 1%氢化可的松涂抹脱毛部位即可缓解症状。

实训二 换药技术

换药技术又称更换敷料，包括检查伤口、除去脓液和分泌物、清洁伤口及覆盖敷料，是预防和控制创面感染，促进伤口愈合的一项重要外科操作技术。

【目的】

1. 预防、控制伤口感染。
2. 清洁伤口，去除伤口创面的异物（如线头）、坏死组织和分泌物。
3. 保持伤口清洁、引流通畅，减少细菌的繁殖、毒素分解产物的吸收和分泌物的刺激。
4. 更换敷料，包扎固定，保护伤口；促进伤口组织生长愈合。

【案例导入】

床号：5床，姓名：刘某，性别：女，年龄：37岁。

患者于4年前诊断为甲状腺功能亢进，接受药物治疗，效果不理想，转入外科行甲状腺大部切除术。术后伤口渗液较多，遵医嘱于手术后第1天为患者伤口换药。

【评估】

1. **患者的全身情况** 病情、手术种类，术后恢复情况，是否可以下床活动。
2. **局部情况** 伤口敷料是否干燥，有无渗血、渗液，伤口大小、深度，有无引流物。
3. **心理状态及认知情况** 有无紧张、焦虑、恐惧感，理解能力与合作程度。是否了解换药的作用。

【计划】

1. **护士准备** 着装整洁，洗手，戴口罩、帽子。
2. **用物准备** 实验人体模型、换药碗2只、止血钳（镊子）两把、拆线剪、75%乙醇棉球、生理盐水棉球、敷料、胶布、治疗巾、棉签、松节油，弯盘，必要时备油纱条等其他物品等。根据伤口具体情况选择引流物、探针或其他器械，酌情备绷带、屏风。
3. **环境准备** 提前做好清洁工作，换药前半小时内忌做打扫。病室安静整洁，温、湿度适宜。

【实施】

1. **揭除伤口敷料**

（1）松绑外面包裹的绷带。

（2）一手扶持粘贴胶布对应处下方的皮肤，另一手轻轻将胶布揭开。

（3）用手沿切口方向取下外层敷料，内面朝上放入弯盘内。

（4）用无菌镊子沿切口方向揭除内层敷料，若内层敷料与创面粘贴紧密，可用生理盐水棉球湿润后再轻轻揭去，放到揭下的外层敷料上。

2. **清洁和消毒伤口** 采用双手持镊法操作，右手持镊接触伤口，左手持镊专夹换药碗中无菌物品并递给右手镊，两镊不可相碰。由中心向四周消毒（化脓伤口由四周向中心消毒）。消毒范围应稍大于敷料覆盖的范围。用70%乙醇棉球涂擦2遍（开放伤口，除伤口周围皮肤消毒外，还应使用生理盐水棉球轻轻擦拭分泌物，并放置适当的引流物）。

3. **覆盖敷料** 覆盖无菌纱布、粘贴胶布。如需用绷带包扎者，注意松紧要适度。正确的胶布粘贴应与肢体纵轴垂直。

4. 整理

（1）帮助患者采取舒适的体位，整理床单位。若被服污染应及时更换。

（2）换下敷料倒入污物桶内。所用器械清洗后擦干，打包、灭菌，锐利器械按要求放入消毒盘中浸泡消毒（破伤风、铜绿假单胞菌感染患者换下的敷料应随即焚烧，使用后的器械用 1%过氧乙酸溶液浸泡 30 分钟，清洗后再高压蒸气灭菌）。

（3）洗手，脱口罩，记录。

【评价】

1. 伤口敷料平整、清洁、无渗血、渗液。

2. 换药过程中患者无任何不适。

3. 严格遵循无菌操作原则，未造成伤口污染。

【健康教育】

1. 告知患者换药后如伤口渗出量过多或出现剧烈疼痛时，切不可擅自处理，随便包扎。保持伤口清洁干燥，敷料潮湿要及时换药。

2. 加强营养，促进伤口愈合，应以高热量、高蛋白、富含维生素饮食为主。如肉类、蛋类、奶类、新鲜蔬菜、水果。

3. 保持皮肤清洁，防止污染。

4. 注意休息，保证睡眠。

【注意事项】

1. 无菌伤口换药一般在 24 小时、72 小时，常规观察局部肿胀渗出情况。

2. 开放伤术后争取 24、48、72 小时（连续三天）换药，特别注意容易出现血肿或引流不畅情况应及时排除。

3. 严格遵守无菌原则。如手已接触感染创口的绷带和敷料，不应再接触换药车，需要物品时由护士供给或洗手后再取，各种无菌棉球、敷料，从容器内取出后，不得再放回原容器内。污染的敷料须立即放在弯盘或敷料桶内，不得随便乱丢。

4. 先换清洁的创口，如拆线等，再换感染轻微的创口，最后换严重感染的创口。

5. 换药时，应注意清除创口内的异物、线头、死骨、腐肉等，并核对引流物的数目是否正确。换药动作必须轻柔，注意保护健康的肉芽组织和上皮。

6. 感染创口换药后，应认真洗手，方可给另一患者换药。

7. 油纱条不要放到创面上，应该在盐水纱布上，防止盐水过快的挥发。

【语言性沟通】

1. 操作前解释　请问（家属）患者叫什么名字？（刘某）刘姐，您好，您昨天的手术做得非常成功，但是术后伤口渗液较多，我现在要给您换药，请您配合一下好吗？（点头）。伤口还有点疼，这是正常现象，换药时我会非常小心，请您放心。

2. 操作中指导　刘姐，请您稍微转一下头，我帮您在枕旁铺一块治疗巾，防止把您的衣服和床单弄脏。

请您把头稍微向左侧转一下，我需要拆一下胶布和敷料，谢谢。

刘姐，消毒液有点凉，消毒的时候可能会让您感觉有点不适，请您稍微忍耐一下，可以吗？

3. 操作后嘱咐 刘姐，我帮您把药换好了，非常感谢您的配合。请您在活动时尽量不要碰到伤口，饮水或漱口时注意不要弄湿敷料。如果出现伤口疼痛、纱布潮湿、呼吸困难等情况，请随时按床头呼叫器。

刘姐，那您好好休息，我会经常过来看您的，祝你早日恢复健康。

【课外知识拓展】

医用冷敷贴

医用冷敷贴就是通过产品中所含的水分和天然清凉成分的汽化，带走热量，达到局部降温的作用。而其中的药物在与水凝胶结合之后，通过药物成分迅速穿透脂肪层，渗透到皮下组织，直达病灶，达到冷敷祛痛、经皮吸收、缓释给药的作用和效果。冷敷贴有五大作用：①静脉炎型，适用于因静脉炎和静脉输液引起的局部肿痛；②醒脑型，可以缓解因为工作或学习紧张，用脑过度导致的头部胀痛，冷敷后会缓解；③退热型，即传统的冷敷退热，对因感冒引起的发热、头痛、烦躁、鼻塞等进行冷敷治疗；④护眼型，适用于用眼过度引起的眼疲劳、眼涩、眼痛及眼干等情况，冷敷后会极大地改善；⑤骨伤型，适用于骨伤引起的疼痛，冷敷后也能有所缓解。

冷敷贴的优点是使用方便、长效，对皮肤无刺激，舒适柔软，任何场合都能使用。缺点是降温幅度有限，一般是3～5℃，另外，因为皮肤的屏障作用，使得部分有效成分无法透过，这也是医用冷敷贴的一大缺点。

实训三　拆 线 技 术

拆线是指在缝合的皮肤切口愈合以后或手术切口发生某些并发症时（如切口化脓性感染、皮下血肿压迫重要器官等）拆除缝线的操作过程，是外科手术中的最后一步，拆除缝线，可进一步促进伤口的愈合。

【目的】

清除伤口缝线，了解切口愈合情况，促进切口愈合。

【案例导入】

床号：10床，姓名：李某，性别：男，年龄：18岁。

患者因急性阑尾炎收住院，行阑尾切除术。术后第6天，伤口无疼痛、红肿，敷料无渗血。检查伤口愈合良好。现需为患者拆线。

【评估】

1. 评估患者的年龄、沟通能力、自理能力、营养状况、配合程度等。

2. 评估患者的切口部位、大小、张力、局部血供及愈合情况。

【计划】

1. 护士准备 着装整洁，洗手、戴口罩。

2. 用物准备 无菌换药包1个，其中有镊子2把、拆线剪刀1把、棉球及无菌敷料、一次性治疗巾，另备碘伏、胶布、弯盘、手消毒液等。

3. 环境准备　室内整洁、环境安全、温度适宜。

【实施】

1. 七步洗手法洗手、备齐用物，携至床旁。
2. 辨识患者，解释，取得合作。
3. 暴露伤口，铺置一次性治疗巾。
4. 消毒皮肤：取下切口上的敷料，用碘伏棉球由内向外消毒切口及周围皮肤两遍。
5. 拆除缝线：左手持镊子将线结轻轻提起，将埋在皮内的线段拉出针眼少许。右手将微微张开的线剪尖端插入线结与皮肤之间的间隙，平贴针眼处的皮肤，在该处把缝线剪断，将缝线用镊子向剪线侧拉出。
6. 拆完全部缝线后，用碘伏再消毒一次，覆盖无菌纱布，用胶布固定。
7. 整理用物，洗手，记录缝线拆除时间及伤口愈合情况。

【评价】

1. 切口愈合良好，拆线过程顺利，无线头残留。
2. 患者自感牵拉感及疼痛可以耐受。

【健康教育】

1. 向患者宣教拆线后注意事项，24 小时后可以沐浴，但不可用力揉搓切口。
2. 指导患者做肢体的康复功能锻炼。

【注意事项】

1. 拆线时间，头、面、颈部伤口：4～5 天；下腹部、会阴部伤口：6～7 天；胸部、上腹部、背部、臀部的伤口：7～9 天；四肢伤口：10～12 天；减张缝合伤口：14 天拆线。已化脓切口应立即拆线，青少年可适当缩短拆线时间，年老、营养不良、糖尿病患者可延迟拆线时间。

2. 拆线时的剪线部不应在缝合线的中间或线结的对侧，而应在缝合线靠近皮肤处，否则拉出线头时，势必将暴露在皮肤外已被污染的部分缝合线拉过皮下，增加局部感染的机会。

3. 拆线时最好用剪尖剪断缝合线，可避免过分牵引缝合线而导致局部疼痛和移动缝线致局部感染。

4. 拆线后 1～2 天应观察伤口情况，注意有无伤口裂开。如有伤口愈合不良或裂开时，可用蝶形胶布或创可贴牵拉和保护伤口直至伤口愈合。

5. 延迟拆线的情况有：①严重贫血、消瘦、恶病质者；②严重水、电解质代谢紊乱尚未纠正者；③老年体弱及婴幼儿伤口愈合不良者；④咳嗽没有控制时，胸、腹部切口应延迟拆线。

【语言性沟通】

1. 操作前解释　请问您叫什么名字？小李（李某），早上好，今天已经是术后第 6 天了，切口无疼痛、红肿，敷料也没有渗血，切口愈合良好。我现在要为您拆除缝线，您现在方便吗？

小李，您不要紧张，拆线就是把皮肤上的缝线拆除掉，可进一步促进伤口的愈合，不会引起剧烈的疼痛，请您放心。

2. 操作中指导 小李，您可以抬一下身子吗？我要帮您在身下铺一块治疗巾，防止床单弄脏。在拆线过程中如果有什么不适，请您及时告诉我。

小李，消毒液有点凉，请您忍耐一下？

3. 操作后嘱咐 小李，我帮您把缝线已经拆除了，谢谢您的配合。您现在有什么不舒服吗？

那好，您有事请用呼叫器叫我，呼叫器就在这儿，我也会经常来看您的。

【课外知识拓展】

医用缝合线

医用缝合线从材质发展来看其发展史，经历了丝线、羊肠线、化学合成线、纯天然胶原蛋白缝合线；从吸收性来看，经历了非吸收缝合线和可吸收缝合线；从其物理形态来看，可以分为单纤体和多纤体；根据原材料的来源分为天然缝合线（动物肌腱缝线、羊肠线、蚕丝和棉花丝线）和人造缝合线（尼龙、聚乙烯、聚丙烯、PGA、不锈钢丝和金属钽丝）两种；根据生物降解性能，可分为非吸收缝合线（金属线、棉线、聚酯、聚丙烯等）和可吸收缝合线（羊肠线、聚乙交酯等）。

医用缝合线的要求：①在创口愈合过程中能保持足够的强度，还应当能够伸长以便适应伤口水肿，并随伤口回缩而缩回到原有长度。②创口愈合后其又能自行降解吸收，不再留下异物。③不产生炎症。④无刺激性和致癌性。⑤易于染色、灭菌、消毒等处理。⑥可形成安全牢固的结。⑦制作方便，价格低廉，能大量生产。

第二节 外伤处理技术

实训四 止 血 技 术

急性大出血是人体受伤后早期死亡的主要原因。中等口径血管损伤出血，可导致或加重休克。大动脉出血时，如颈动脉、锁骨下动脉、腹主动脉、股动脉等，患者可于 2～5 分钟死亡。因此，当人体受到外伤时，首要应确保呼吸道通畅，立即采取有效的止血措施，防止因急性大出血而导致的休克，甚至死亡。

【目的】

在出血伤口的近心端，通过用手指或手掌压迫血管，使血管闭合达到临时止血的目的。

【案例导入】

患者，王某某，男，68 岁，因车祸导致身体多部位开放性损伤急诊收入院。作为一名护理人员，如何对伤口进行包扎止血？

【评估】

1. 评估患者的意识情况及损伤部位。
2. 评估患者损伤部位出血的颜色及速度。

【计划】

1. 护士准备　着装整洁，洗手、戴口罩。

2. 物品准备　无菌方纱或纱垫数块、清洁手套 1 双、无菌持物钳1把、无菌持物罐 1 个、止血带、绷带或三角巾、污物桶、灭菌注射用水或外用 0.9%氯化钠溶液 1 瓶、碘伏棉签。

3. 环境准备　环境安全、整洁。

【实施】

1. 核对医嘱，携用物至患者床旁。

2. 辨识患者，向患者及家属解释止血的目的及过程，并取得同意。

3. 安置适当体位，暴露出血部位，铺置橡胶单、中单。

4. 戴手套，取无菌纱布。

5. 快速查找出血部位，如视野不清，应用灭菌注射用水或外用生理盐水冲洗伤口，纱布擦拭血迹。

6. 根据不同出血部位找到血管压迫点，选择合适的止血方法。

（1）指压法：是用手指、手掌或拳头压迫伤口近心端动脉经过骨骼表面的部位，阻断血液流通，达到临时止血的目的。适用于中等或较大动脉的出血，以及较大范围的静脉和毛细血管出血。指压法止血属应急措施，因动脉有侧支循环，故效果有限，应及时根据现场情况改用其他止血方法。实施指压法止血，应正确掌握四肢等处的血管行径和体表标志。常见部位的指压点及方法如下。

1）头顶部出血：压迫同侧耳屏前方颧弓根部的搏动点（颞浅动脉），将动脉压向颚骨（图 4-1Aa）。

2）颜面部出血：压迫同侧下颌骨下缘、咬肌前缘的搏动点（面动脉），将动脉压向下颌骨（图 4-1Ab）。

3）头部与颈部出血：用拇指或其他四指压迫同侧气管外侧与胸锁乳突肌前缘中点之间的强搏动点（颈总动脉），用力压向第五颈椎横突处。压迫颈总动脉止血应慎重，绝对禁止同时压迫双侧颈总动脉，以免引起脑缺氧（图 4-1Ac）。

4）头后部出血：压迫同侧耳后乳突下稍后方的搏动点（枕动脉），将动脉压向乳突（图 4-1B）。

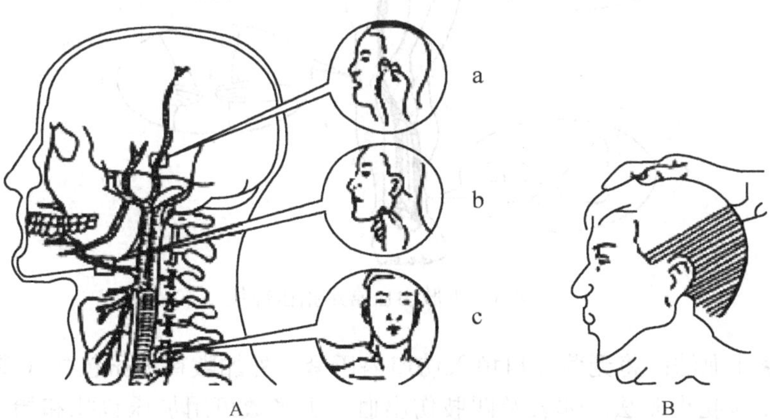

图 4-1　头颈部出血常用指压部位

A. 头颈部出血常用指压部位；B. 枕动脉指压法

5）肩部、腋部出血：压迫同侧锁骨上窝中部的搏动点（锁骨下动脉），将动脉压向第1肋骨（图4-2A）。

6）上臂出血：外展上肢90°，在腋窝中点用拇指将腋动脉压向肱骨头（图4-2B）。

7）前臂出血：压迫肱二头肌内侧沟中部的搏动点（肱动脉），将动脉压向肱骨干（图4-2C）。

8）手部出血：压迫手掌腕横纹稍上方的内侧、外侧搏动点（尺、桡动脉），将动脉分别压向尺骨和桡骨（图4-2D）。

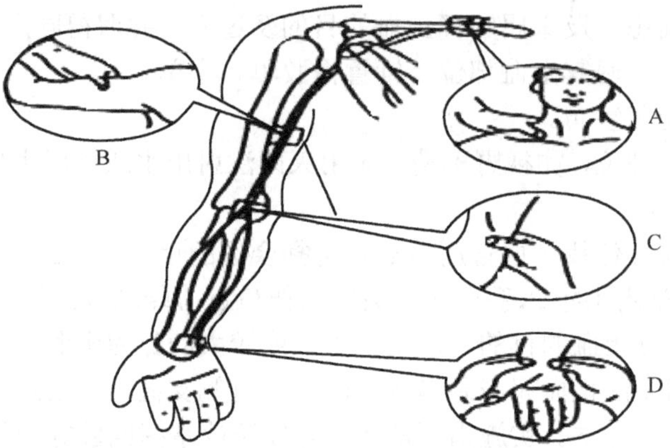

图4-2 上肢出血常用指压部位

9）大腿出血：压迫腹股沟中点稍下部的强搏动点（股动脉），可用拳头或双手拇指交叠用力将动脉压向耻骨上支（图4-3A）。

10）小腿出血：在腘窝中部压迫腘动脉（图4-3B）。

11）足部出血：压迫足背中部近脚腕处的搏动点（胫前动脉）和足跟内侧与内踝之间的搏动点（胫后动脉）（图4-3C）。

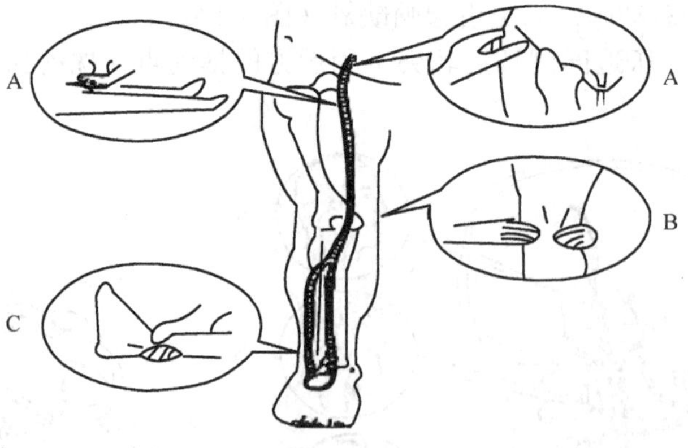

图4-3 下肢出血常用指压部位

（2）填塞止血法：将无菌敷料填入伤口内压紧，外加敷料加压包扎（图4-4）。

（3）加压包扎止血法：体表及四肢伤出血，大多数可用加压包扎和抬高肢体达到暂时止血的目的。将无菌敷料或衬垫覆盖在伤口上，用手或其他物体在包扎伤口的敷料上施以压力，一般需要持续5～15分钟才可奏效。同时将受伤部位抬高也有利于止血。此法适用于小动脉，中、小静脉或毛细血管出血（图 4-4）。

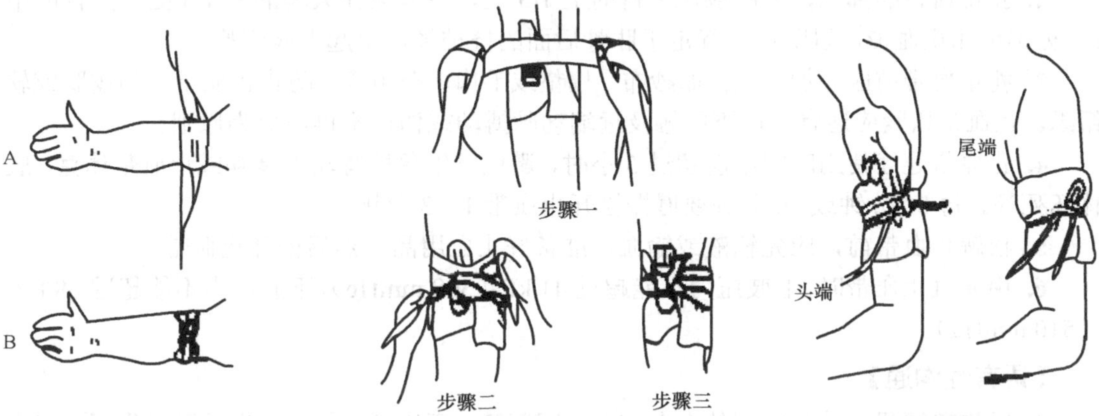

图 4-4　填塞、加压包扎、止血带止血法

（4）止血带止血法：适用于四肢较大动脉的出血，用加压包扎或其他方法不能有效止血而有生命危险时，可采用此方法。特制式止血带有橡皮止血带、卡式止血带、充气止血带等，以充气止血带效果较好。在紧急情况下，也可用绷带、三角巾、布条等代替止血带。使用止血带前，应先在止血带下放好衬垫物。常用的止血带止血法有：

1）橡皮止血带止血法：在肢体的恰当部位如股部的中下 1 / 3、上臂的中下 1 / 3，用纱布、棉布或毛巾、衣服等物作为衬垫后再上止血带。用左手的拇指、食指、中指持止血带的头端，将长的尾端绕肢体一圈后压住头端，再绕肢体一圈，然后用左手食指、中指夹住尾端后，将尾端从止血带下拉过，由另一缘牵出，系成一个活结（图 4-4）。

2）充气止血带：如血压计袖带，其压迫面积大，对受压迫的组织损伤较小，并容易控制压力，放松也方便。

3）绞紧止血法：如无橡皮止血带，可根据当时情况，就便取材，如三角巾、绷带、领带、布条等均可，折叠成条带状，即可当作止血带使用。止血带的部位加好衬垫后，用止血带缠绕，然后打一活结，再用一短棒、筷子、铅笔等的一端插入活结一侧的止血带下，并旋转绞紧至停止出血，再将短棒、筷子或铅笔的另一端插入活结套内，将活结拉紧即可。

7. 包扎结束可用胶布固定，或用剩余的绷带从中撕开打结固定。

8. 操作完毕，询问病情，整理用物，洗手，记录。

【评价】

1. 准确找到出血部位，并正确止血。

2. 患者意识情况良好，受伤部位末梢循环良好。

【健康教育】

1. 告知患者注意伤口的保护，避免沾水及用力。

2. 告知患者定期更换伤口敷料，避免伤口感染。

3. 告知患者在饮食上要忌食辛辣刺激性的食物。

【注意事项】

1. 包扎时左手拿绷带头，右手拿绷带卷，以绷带外面贴近局部皮肤。包扎时，应由伤口低处向上，通常是由左向右，从下到上进行缠绕。

2. 扎止血带的部位，上肢应在上臂的上1/3处，下肢应在大腿的上1/3处，上臂的中1/3处不可扎止血带，以防伤及行走于肱骨后面的桡神经，引起上肢麻痹。

3. 扎止血带前应先加衬垫，如纱布、棉垫或毛巾、布巾等，防止止血带勒伤皮肤或软组织。止血带松紧应适宜，以不能触及远端动脉搏动或伤口不再出血为原则。

4. 止血带连续使用时间不能超过5小时，避免发生急性肾功能衰竭或止血带休克、肢体坏死等。每30分钟或60分钟要慢慢松开止血带1～3分钟。

5. 松解止血带前，应先输液或输血，准备好止血用品，然后松开止血带。

6. 用充气止血带时，上肢压力不能超过41 kPa（308 mmHg），下肢压力不能超过68 kPa（510 mmHg）。

【语言性沟通】

1. 操作前解释 请问您叫什么名字？（王某某）王大爷，您好，您手臂受伤了，我现在给您的伤口包扎止血，就是用止血带扎在您的手臂上，可以防止继续出血和保护伤口不被污染，请您配合一下好吗？

2. 操作中指导 王大爷，麻烦您抬一下手臂，我先帮您清洗一下伤口，可能会有点疼，请忍耐一下。

王大爷，疼吗？如果疼的话请告诉我。……王大爷，包扎这么紧你觉得怎么样？

3. 操作后嘱咐 王大爷，伤口我已经帮您包好了，出血也暂时止住了，请您不要随意松开敷料，不要沾湿伤口，如果伤口敷料有血液渗出请及时告诉我。

那好，您先休息，有什么不适随时呼叫我，我也会经常来看您的。

【课外知识拓展】

伤口出血分类

1. 动脉出血 颜色鲜红，出血速度快，呈喷射状，发生在血管断裂的近心端。

2. 静脉出血 颜色暗红，出血相对较慢，发生在血管断裂的远心端，较动脉出血容易控制，但深静脉出血也可大量涌出。

3. 毛细血管出血 颜色鲜红，呈点状或片状渗出，可自行凝固止血。

实训五 包扎技术

包扎是对伤口进行应急处理的重要措施之一，包扎之前要覆盖创面，包扎松紧要适度，使肢体处于功能位，打结时注意避开伤口。

【目的】

1. 保护伤口，免受再次污染。
2. 固定敷料和夹板的位置。
3. 托扶受伤的肢体，使其稳定，减少痛苦。

【案例导入】

患者，男，50岁，因车祸导致手臂开放性损伤，急诊收入院。

作为一名护理人员，如何对伤口进行包扎止血？

【评估】

1. 评估患者伤情，患者受伤部位有无组织外露及出血情况。

2. 评估受伤部位，选择相应的包扎用物和方法。

【计划】

1. 护士准备　着装整洁，洗手、戴口罩。

2. 用物准备　治疗车、治疗盘内放弯盘、纱布、绷带、棉签、0.9%氯化钠溶液、碘伏棉签、无菌罐（无菌纱布）、三角巾、四头带或多头带、胶布、别针或夹子等。

3. 环境准备　室内整洁、治疗床完好无损、室内温度适宜。

【实施】

1. 快速查找伤口，同时决定包扎方法。

2. 检查伤口，用生理盐水冲洗伤口，碘伏棉签消毒创面，用持物钳夹取无菌方纱或纱垫（根据伤口大小），覆盖于伤口上。

3. 据不同部位选用不同方法开始包扎。

（1）三角巾包扎：适用于现场急救。

1）帽式包扎法：三角巾底边反折，正中放于伤员前额处，顶角经头顶垂于枕后，然后将两底角经耳上向后扎紧，在枕部交叉再经耳上绕到前额打结。最后将顶角向上反折嵌入底边内（图 5-1）。

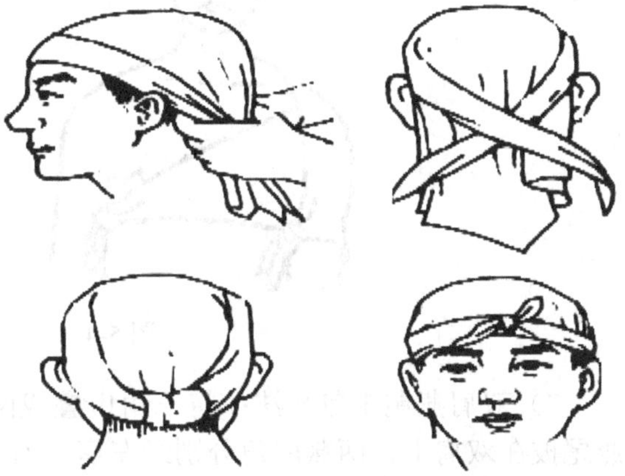

图 5-1　帽式包扎法

2）风帽式包扎：在顶角、底边中点各打一个结，将顶角结放在额前，底边结置于枕后，然后将两底边拉紧并向外反折数道折后，交叉包绕下颌部后绕至枕后，在预先做成的底边结上打结（图 5-2）。

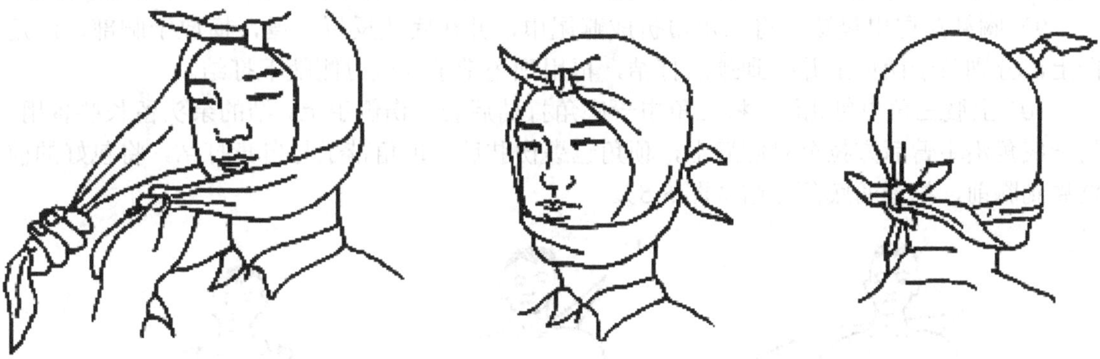

图 5-2　风帽式包扎法

3）面具式包扎法：三角巾顶角打结套在颌下，罩住面部及头部，将底边两端拉紧至枕后交叉，再绕回前额打结。在眼、鼻、口部各剪一小口（图 5-3）。

4）眼部包扎法：包扎单眼时，将三角巾折成约 4 指宽的带状，将 2/3 向下斜放覆盖伤眼，下侧较长的一端从耳下绕至枕后，经健侧耳上至前额，压住上端，绕头一周至健侧颞部，于

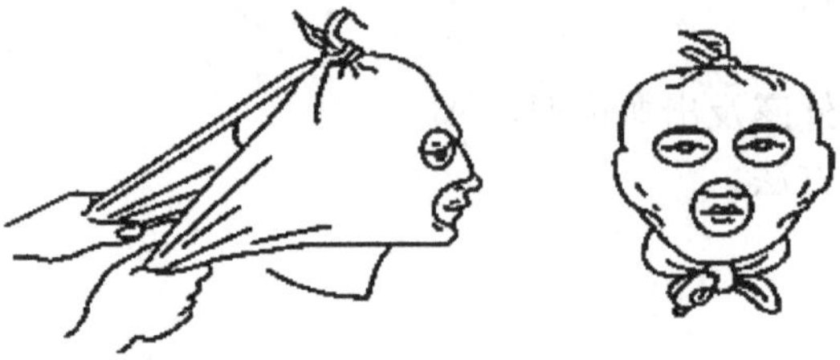

图 5-3 面具式包扎法

上端打结。包扎双眼时，可将上端反折向下，盖住另一伤眼，再经耳下至对侧耳上打结。

5）耳部包扎法：将三角巾折成约 5 指宽的带状，包扎单耳时，从枕后斜向前上绕行，将伤耳包住，另一端经前额至健侧耳上，两端交叉于头的一侧打结。包扎双耳时，将带子的中部放于枕后，两端均斜向前上绕行，将两耳包住，在前额交叉，以相反方向环绕头部并打结。

6）单肩燕尾巾包扎法：将三角巾折成燕尾巾，将夹角朝上放于伤侧肩上，燕尾底边包绕上臂上部打结，两角（向后的一角大于向前的角并压住前角）分别经前胸和背部拉向对侧腋下打结（图 5-4）。

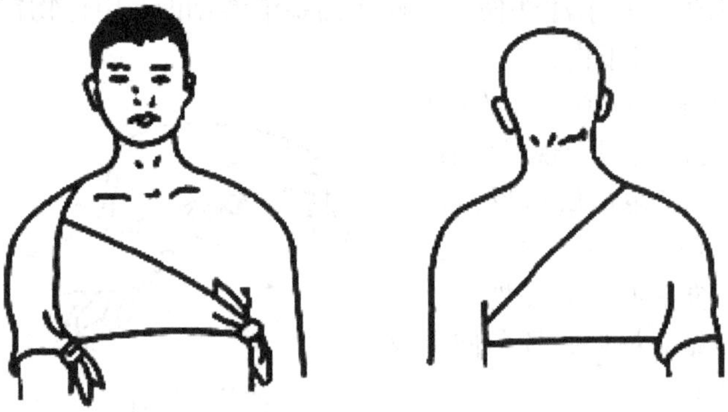

图 5-4 单肩燕尾巾包扎法

7）双肩燕尾巾包扎法：将三角巾叠成两燕尾脚等大的燕尾巾，夹角朝上对准颈部，燕尾披在双肩上，两燕尾角分别经左肩、右肩拉到腋下与燕尾底角打结。

8）胸部三角巾包扎法：将三角巾顶角越过伤侧肩部，垂于背后，使三角巾底边中央位于伤部下方，底边反折约 2 横指，两底角拉至背后打结，再将顶角上的带子与底角结打结。

9）胸部燕尾巾包法：将三角巾折成燕尾巾，并在底边反折一道，横放于胸部，两角向上，分别放于两肩上并拉到颈后打结，再用顶角带子绕至对侧腋下打结。

10）上肢三角巾包扎法：将三角巾一底角打结后套在伤侧手上，结的余头留长些备用，另一底角沿手臂后方拉至对侧肩上，顶角包裹伤肢后，顶角带子与自身打结，将包好的前臂屈到胸前，拉紧两底角打结（图 5-5）。

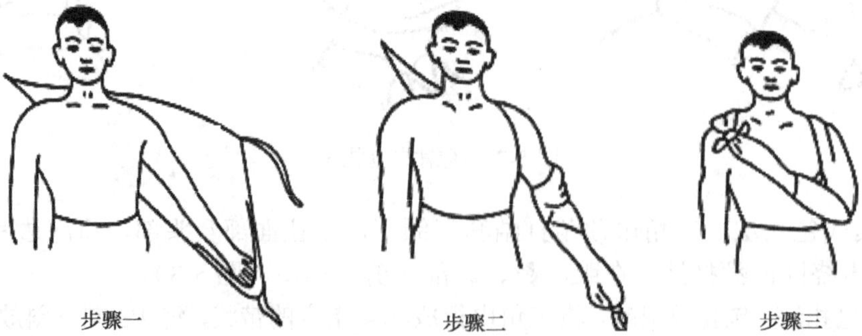

图 5-5 上肢三角巾包扎法

11）手（足）三角巾包扎法：将手（足）放在三角巾上，手指（或脚趾）对准顶角，将顶角折回盖在手背（或足背）上，折叠手（足）两侧的三角巾使之符合手（足）的外形，然后将两底角绕腕（踝）部打结（图 5-6）。

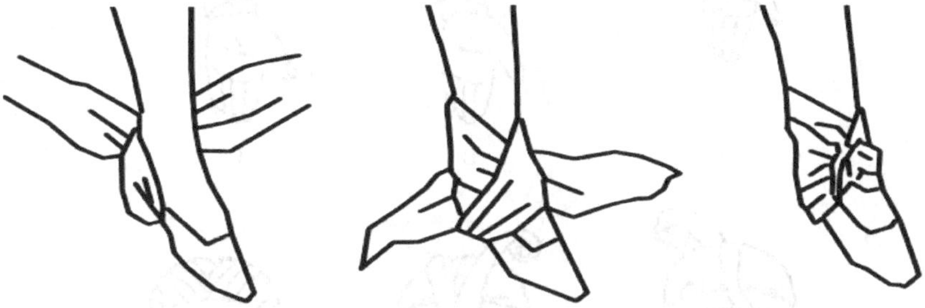

图 5-6　足部三角巾包扎法

12）上肢悬吊包扎法：将三角巾底边的一端置于健侧肩部，屈曲伤侧肘 80° 左右，将前臂放在三角巾上，然后将三角巾向上反折，使底边另一端到伤侧肩部，在颈后与另一端打结，将三角巾顶角折平打结或用安全别针固定，此为大悬臂带。也可将三角巾叠成带状，悬吊伤肢，两端于颈后打结，即为小悬臂带（图 5-7）。

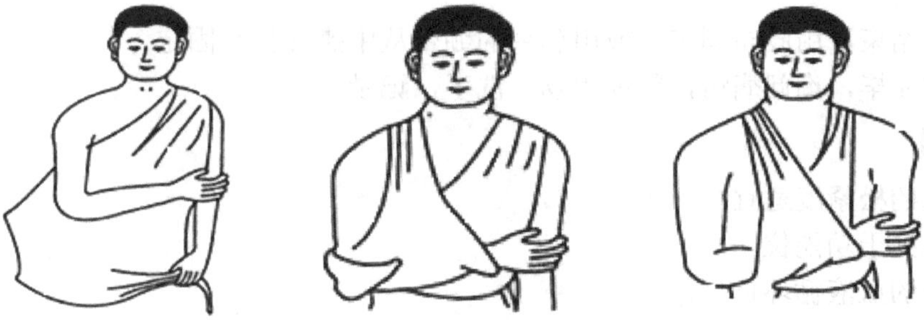

图 5-7　上肢悬吊包扎法

（2）绷带包扎基本方法（图 5-8）：绷带是传统实用的包扎用物，绷带包扎是包扎技术的基础，用于制动、固定敷料和夹板、加压止血、促进组织液吸收或防止组织液流失、支撑下肢以促进静脉回流。常用绷带有棉布、纱布、弹力及石膏绷带等类型，宽度和长度有多种规格。

1）环形包扎法：卷带环绕肢体数周，每周均呈叠瓦状。多用于手指、腕、踝、颈和额部等。

2）螺旋包扎法：包扎时作单纯的螺旋形上升或下行，每周覆盖上周的 1/2 宽度，多用于臂、指、躯干等肢体周径近似均等部位较长距离的包扎。

3）螺旋反折包扎法：开始行环形法包扎数周，再按螺旋法包扎，但每周反折一次反折时以左拇指按住卷带上面正中处，右手将绷带反折向下、向后绕并拉紧，注意返折处不要在伤口上或骨隆起处。此法主要用于周径不均匀的肢体，如小腿和前臂等。

4）“8”字形包扎法：在伤处上下，将绷带自下而上，再自上而下，重复做“8”字形旋转缠绕，每周遮盖上一周的 1/3～1/2。适用于直径不一致的部位或屈曲的关节部位，如肩、髋、膝等。

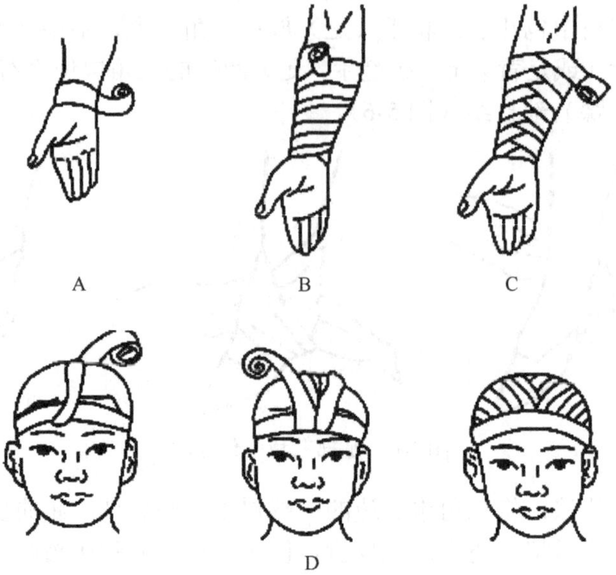

图 5-8　绷带包扎基本方法

A. 环形包扎法；B. 螺旋包扎法；C. 螺旋反折包扎法；D.回返式包扎法

4. 包扎结束可用胶布固定，或用剩余的绷带从中撕开打结固定。

5. 操作完毕，询问病情，整理用物，洗手，记录。

【评价】

1. 包扎的松紧度适宜。

2. 伤肢处于功能位。

3. 伤肢的血液循环良好。

【健康教育】

1. 告知患者早期应减少伤肢的活动，必要时制动。

2. 告知患者应定期更换敷料，观察创面情况。

3. 告知患者注意饮食，忌海鲜及辛辣食物。

【注意事项】

1. 包扎伤口前，先简单清创并盖上消毒敷料，然后再行包扎。不得用手或脏物触摸伤口，不得用水冲洗伤口（化学伤除外），不得轻易取出伤口内异物，不得把脱出体腔的内脏还纳。操作时小心谨慎，以免加重疼痛或导致伤口出血及污染。

2. 包扎要牢固，松紧适宜，过紧会影响局部血液循环，过松易致敷料脱落或移动。

3. 包扎时伤员取舒适体位，伤肢保持功能位。皮肤皱褶处与骨隆突处要用棉垫或纱布做衬垫。需要抬高肢体时，应给予适当的扶托物。

4. 包扎方向应从远心端向近心端，以帮助静脉血液回流。包扎四肢时，应将指（趾）端外露，以便观察血液循环。

5. 绷带固定时的结应放在肢体外侧面，严禁在伤口上、骨隆突处或易于受压的部位打结。

6. 解除绷带时，先解开固定结或取下胶布，然后以两手互相传递松解。紧急时或绷带已被伤口分泌物浸透干涸时，可用剪刀剪开。

【语言性沟通】

1. 操作前解释　请问您叫什么名字？（李某）李先生，您好，您手臂受伤了，我现在帮您把伤口包扎一下，就是用绷带把伤口包起来，可以防止继续出血和保护伤口不被污染，请您配合一下好吗？

2. 操作中指导　李先生，麻烦您抬一下手臂，我先帮您清洗一下伤口，可能会有点疼，请忍耐一下。

李先生，疼吗？如果疼的话请告诉我。……李先生，包这么紧你觉得怎么样？

3. 操作后嘱咐　李先生，伤口我已经帮您包扎好了，请您回家后注意不要沾水，不要吃辛辣刺激的食物，如果有什么不舒服请及时来就诊。记得按时来换药。

【课外知识拓展】

回返式包扎

回返式包扎法：先将绷带以环形法缠绕数周，由助手在后面将绷带固定住，反折后绷带由后部经肢体顶端或截肢残端向前，也由助手在前面将绷带固定住，再反折向后，如此反复包扎，每一来回均覆盖前一次的1/3～1/2，直至包住整个伤处顶端，最后将绷带再环绕数周把反折处压住固定。适用于头顶部、指端、截肢残端。

实训六　固定技术

及时、正确地固定，有助于减少伤部活动，减轻疼痛，预防休克，避免神经、血管、骨骼及软组织的再损伤以及便于伤员的搬运。

【目的】

减少伤部活动，减轻疼痛，防止再损伤，便于伤员搬运。

【案例导入】

患者，女，50岁，因上楼摔倒导致小腿骨折，急诊收入院。

作为一名护理人员，如何对骨折部位进行固定？

【评估】

1. 评估受伤部位有无肿胀、畸形、异常活动、组织外露及出血情况，采取正确固定方法。

2. 评估固定材料是否齐全。

【计划】

1. 护士准备　着装整洁，洗手、戴口罩。

2. 物品准备　0.9%氯化钠1瓶、碘伏棉签1罐、无菌持物钳1把、无菌罐1个、无菌方纱或纱垫数块（无菌罐内）、棉垫2块、长短适宜夹板2块、绷带1卷、三角巾1块、胶布1卷、污物罐1个、手消毒液1瓶。

3. 环境准备　保持环境安全、整洁。

【实施】

1. 核对医嘱，携用物至患者床旁。

2. 辨识患者，向患者及家属解释进行固定的目的及过程，并取得同意。

3. 快速查看伤部，选择固定材料。

4. 根据不同部位选用不同方法开始固定。

（1）上臂骨折固定：如用一块夹板时，夹板置于上臂外侧；若用两块夹板，则分别置于上臂的后外侧和前内侧，然后用两条带子在骨折的上端、下端固定，使肘关节屈曲90°，用上肢悬吊包扎法将上肢悬吊于胸前。若无夹板，可用两块三角巾，一条将上臂呈90°悬吊于胸前，另一条将伤肢上臂与胸部固定在一起（图6-1）。

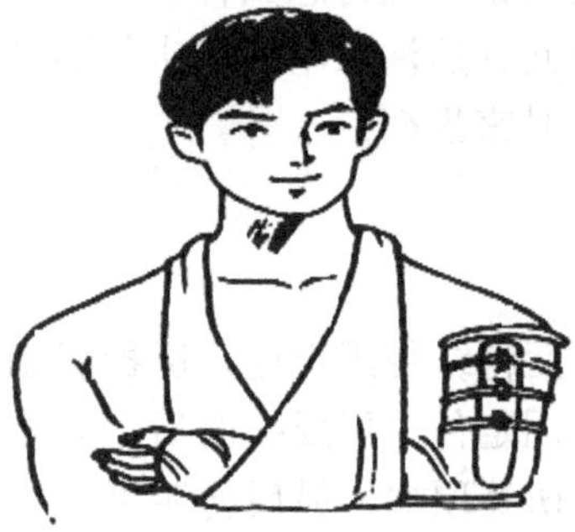
图6-1 上臂骨折固定

（2）前臂骨折固定：协助伤员将伤肢屈曲90°，拇指在上。取两块夹板，其长度分别为肘关节内侧、外侧至指尖的长度，分别置于前臂内侧、外侧，用三条带子固定骨折的上端、下端和手掌部，再用大悬臂带将上肢悬吊于胸前。仅有一块夹板时可置于前臂外侧。无夹板时，也可用上臂无夹板固定的方法。

（3）大腿骨折固定：用长、短两块夹板分别置于大腿的外侧和内侧，长夹板的长度自腋下至足跟，短夹板的长度自大腿根部至足跟。在骨隆突处、关节处和空隙处加衬垫，然后用带子分别在骨折上下端、腋下、腰部和关节上下打结固定，足部用“8”字形固定，使脚与小腿呈直角功能位。若无夹板，也可将伤员两下肢并紧，中间加衬垫，将健侧肢体与伤肢分段固定在一起（图6-2）。

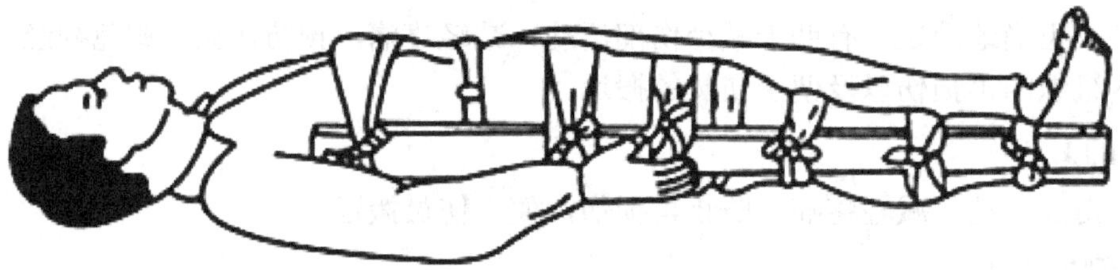
图6-2 大腿骨折固定

（4）小腿骨折固定：取两块相当于大腿根部至足跟长度的夹板，分别置于小腿的内侧、外侧，在骨隆突处、关节处和空隙处加衬垫，然后用带子分别在骨折上下端和关节上下打结固定，足部用“8”字形固定，使脚与小腿呈直角功能位。无夹板时，也可用大腿无夹板固定的方法替代（图6-3）。

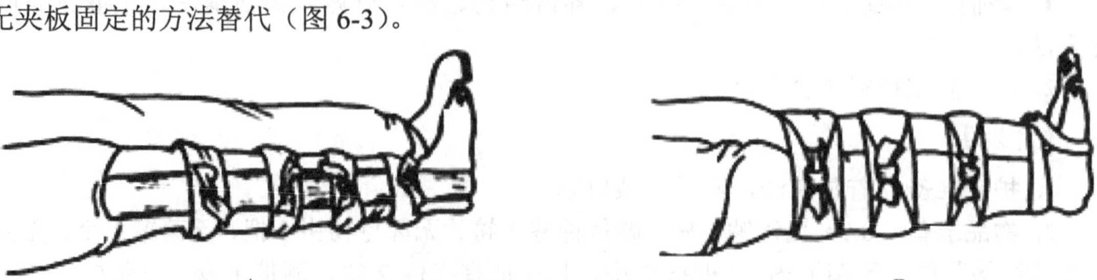
A B

图6-3 小腿骨折固定

A. 小腿骨折夹板固定法；B. 小腿骨折三角巾固定法

5. 操作完毕，询问病情，整理用物，洗手记录。

【评价】

1. 伤肢固定松紧度适宜。
2. 夹板长短合适。
3. 伤肢固定有效。
4. 伤肢血液循环良好。

【健康教育】

1. 告知患者伤肢避免沾水、用力。必要时绝对卧床休息。
2. 告知患者早期减少伤肢活动，防止关节异位畸形。
3. 告知患者皮肤瘙痒时避免挠抓，以免引起感染。
4. 指导患者饮食注意忌辛辣。

【注意事项】

1. 有伤口和出血时，先止血、包扎伤口，然后再固定骨折。

2. 骨折临时固定的目的，只是为了制动，保证伤员安全运送。因此，对骨折畸形不要整复，只作一般矫正后固定即可。在处理开放性骨折时，不要把刺出的骨折端送回伤口，以免加重污染。

3. 夹板的长度和宽度，要与伤肢相称，它的长度应超过骨折部的上、下两个关节。

4. 夹板不要与皮肤直接接触，要用棉花或代用品垫在夹板和皮肤之间，尤其要垫好夹板两端、骨突部和空隙部位，以防局部不适。

5. 上夹板时，除固定骨折的上、下两端外，还要固定上、下两关节，以保证骨折部的固定。

6. 固定要牢固可靠，不可过松或过紧。

7. 四肢骨折固定时，要露出指（趾）端，以便观察血液循环。

【语言性沟通】

1. 操作前解释　请问您叫什么名字？（王某某）王女士，您好，您腿部受伤了，我现在帮您把伤口包扎固定一下，就是用夹板把骨折的地方固定好再用绷带把伤口包起来，可以减轻疼痛，防止再损伤，请您配合一下好吗？

2. 操作中指导　王女士，麻烦您抬一下腿，我先帮您清洗一下伤口，可能会有点疼，请忍耐一下。

王女士，疼吗？如果疼的话请告诉我。……王女士，您觉得怎么样？

3. 操作后嘱咐　王女士，您的骨折部位已经固定好了，请您回家后暂时注意不要用力，要卧床休息，不要吃辛辣刺激的食物，如果有什么不舒服请及时来就诊。

【课外知识拓展】

脊椎骨折

在脊椎受伤后容易导致骨折和脱位，如果不加固定就搬动，会加重损伤。搬运时，要由医务人员负责，并指挥协调现场人员三人以上实施。不要使脊柱受牵拉、挤压和扭曲（图 6-4）。

（1）颈椎固定：用颈托固定或用硬纸板、衣物等做成颈托而起到临时固定的作用。

（2）胸腰椎固定：胸腰部用沙袋、衣物等物放至身体两旁，再用绷带固定在担架上，防止身体移动。怀疑脊椎损伤，切忌扶伤员行走或躺在软担架上。

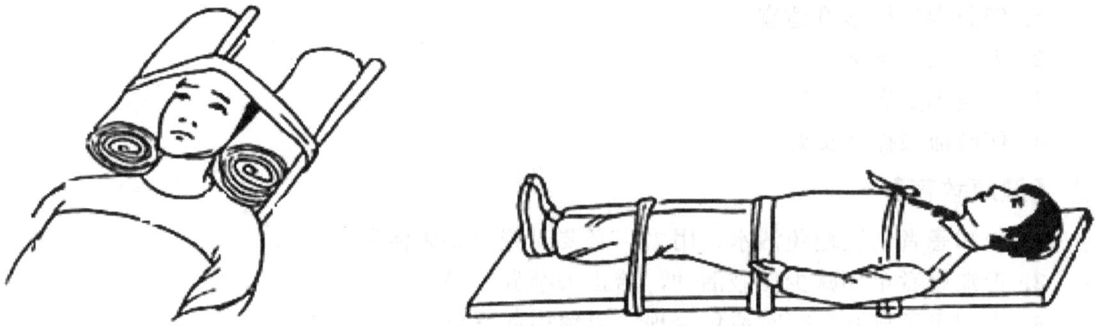

A　　　　　　　　B

图 6-4　脊柱骨折固定法

A. 颈椎固定；B. 胸腰椎固定

实训七　清　创　术

清创术是一种外科基本手术操作，是通过对新鲜开放性污染伤口清洗去污，清除血块和异物、切除失活组织、缝合伤口，尽量减少污染，使之变成清洁伤口，达到一期愈合，以利于受伤部位的功能和形态恢复。伤口初期处理的好坏，对伤口愈合、受伤部位组织的功能和形态恢复起决定性作用，应予以重视。开放性伤口一般分为清洁伤口、污染和感染伤口 3 类。

【目的】

1. 能仔细观察伤口，了解伤口长短、出血及污染情况。

2. 能正确执行清创术的步骤及有效的清创方法。

3. 态度严谨，能娴熟进行各种伤口的处理。

【案例导入】

姓名：张某，性别：男，年龄：30 岁。

头部被他人砍伤 1 小时来诊，患者一般情况可，头部见一伤口 5cm 长，出血不止。现需护士配合医生完成伤口清创。

【评估】

1. 评估患者伤情、心理承受能力。

2. 评估伤口种类：清洁伤口还是污染伤口。

3. 伤口情况：伤口的范围、出血程度，以便准备换药所需的器械、药物、敷料等。

【计划】

1. 护士准备　着装整洁，洗手，戴口罩。

2. 物品准备　松节油或汽油、肥皂水、毛刷、剪刀、剃刀、生理盐水、双氧水、0.1%苯扎溴铵、纱布块、碘伏棉球、换药碗或弯盘、治疗巾、洞巾、手术刀、手术剪、手术镊、止血钳、持针器、巾钳、组织钳、卵圆钳、拉钩、缝针、缝线、无菌手套、注射器、1%普鲁卡因、绷带、胶布等。动物模型或清创缝合模型。

3. 环境准备　安静、清洁、舒适、明亮、室温适宜。

【实施】

1. 查对医嘱，备齐用物。
2. 向患者及家属解释操作的目的及过程，取得合作。
3. 清洁皮肤：用无菌纱布覆盖伤口，剃除伤口周围毛发，清除污物。
4. 清洗皮肤：用软无菌毛刷蘸肥皂液清洗伤口周围皮肤。
5. 清洗伤口：揭去覆盖伤口的敷料，以大量生理盐水冲洗伤口，按生理盐水→双氧水→生理盐水的顺序连续冲洗 3 遍。
6. 伤口去污：用消毒镊子或小纱布球轻轻除去伤口内的污物、血凝块和异物。尽量清除伤口内异物和脱落的组织碎屑。
7. 消毒铺单：戴无菌手套，施行麻醉，碘伏棉球消毒皮肤，铺盖消毒手术巾。
8. 清理伤口：由浅入深分层检查伤口，清除伤口内异物，彻底切除失活组织并仔细止血，做皮缘修整，皮肤尽量保留。
9. 重铺无菌巾，更换手术器械和手套，修复损伤的神经、血管。
10. 缝合伤口：彻底止血，由内到外逐层缝合伤口，敷料覆盖、包扎。
11. 整理：

（1）安置患者于舒适卧位，整理床单位。

（2）敷料倒入污物桶，集中焚毁。

（3）刀、剪用消毒液浸泡后洗净，再浸泡消毒。治疗碗、镊用消毒液浸泡后洗净，再高压灭菌。

（4）洗手、脱口罩。

【评价】

1. 患者理解清创的目的。
2. 伤口止血彻底，妥善缝合，敷料无渗血。
3. 术中无污染，符合无菌操作原则。

【健康教育】

1. 告知患者近期勿洗头，保持伤口清洁、干燥。
2. 如伤口出现渗血、疼痛等应及时到医院检查。
3. 定期换药。

【注意事项】

1. 清创应尽可能在受伤后 6～8 h 内施行，越早效果越好。
2. 严格按照无菌操作规程，认真清洗和消毒，尽量清除血凝块、异物和失活组织。
3. 清创时既要彻底切除已失去活力的组织，又要尽量爱护和保留存活的组织，以使形态和功能得到最大限度的恢复，机体裸露部位的修复尚需注意美观。如皮肤缺损大时应考虑是否植皮或皮瓣移植。

4. 止血要彻底，以免形成术后血肿。

5. 缝合时要做到逐层对合缝合，勿残留死腔，组织缝合必须避免张力太大，以免造成缺血或坏死。

6. 未超过 12 h 的清洁伤口可一期缝合；大而深的伤口，在一期缝合时应放置引流条；污染严重或特殊部位不能彻底清创的伤口，应延期缝合，即清创后先在伤口内放置凡士林油纱条引流，待 4～7 天后，如伤口组织红润，无感染或水肿时，再缝合。头面部血运丰富，愈合力强，损伤时间虽长，只要无明显感染，仍应争取一期缝合。缝合伤口时，不应留有死腔，张力不能太大。

【沟通性语言】

1. 操作前 您好，请问您叫什么名字？

张先生，您头部有一 5cm 长的伤口，出血较多，我已经采取止血措施，您不要紧张。为了彻底止血、清理伤口、有效的预防伤口感染，我们现在要给您进行伤口的清创、缝合。清创过程中会引起疼痛，我们会为您打麻药，请您配合，好吗？

2. 操作中 张先生，我需要把您伤口周围的头发剃掉，请您配合。伤口有点疼，我会小心的。

张先生，我现在要给您冲洗伤口，液体有点凉，您忍耐一下。

张先生，我现在要给您铺无菌巾，请您尽量不要动。

张先生，我现在为您注射麻药进行局麻，清创过程中如果有什么不适请您一定要及时告诉我。

3. 操作后 张先生，伤口已经清理完成并做了缝合，您现在有什么不舒服吗？我扶您上床休息。

张先生，请您近期不要洗头，以免沾湿伤口，要保持伤口清洁、干燥。如果伤口出现渗血、疼痛等要及时到医院检查。请您每隔一天来医院换药一次。

第三节 手术室工作常用技术

实训八 外科刷手技术

外科刷手技术是采用化学消毒剂和物理刷洗相结合的方法，根据特定要求对操作者手和前臂至肘部进行清洗、刷洗、消毒液浸泡，达到消毒的目的。

【目的】

去除手及上臂皮肤上的暂存菌及部分常存菌。

【案例导入】

床号：6 床，姓名：王某某，性别：男，年龄：32 岁。

患者因急性阑尾炎行阑尾切除术，现已入手术室，需手术人员进行术前外科刷手准备。

【评估】

评估洗手液、消毒液、无菌毛巾及无菌刷是否在有效期内。

【计划】

1. 护士准备 更换手术室专用的清洁鞋、洗手衣裤，戴帽子、口罩；内衣袖卷至上臂中段，并被洗手衣袖遮盖；洗手衣下摆收于裤腰之内；裤腿远端平踝部；帽子遮住全部头发；口罩盖住口、鼻；修剪指甲，并除去甲缘下积垢。

2. 用物准备 抗菌洗手液、消毒液浸泡过的纱布块或海绵块、无菌毛巾及无菌刷。

3. 环境准备 刷手池清洁、无接触流水装置、镜子。

【实施】

1. 清洗 穿戴整齐，淋湿双手，取洗手液3～5ml，洗手至肘上10cm，清水冲净。顺序为手掌、手背、指缝、指尖、关节、拇指、腕部、前臂、上臂下1/3。重复两遍，共2分钟（图8-1）。

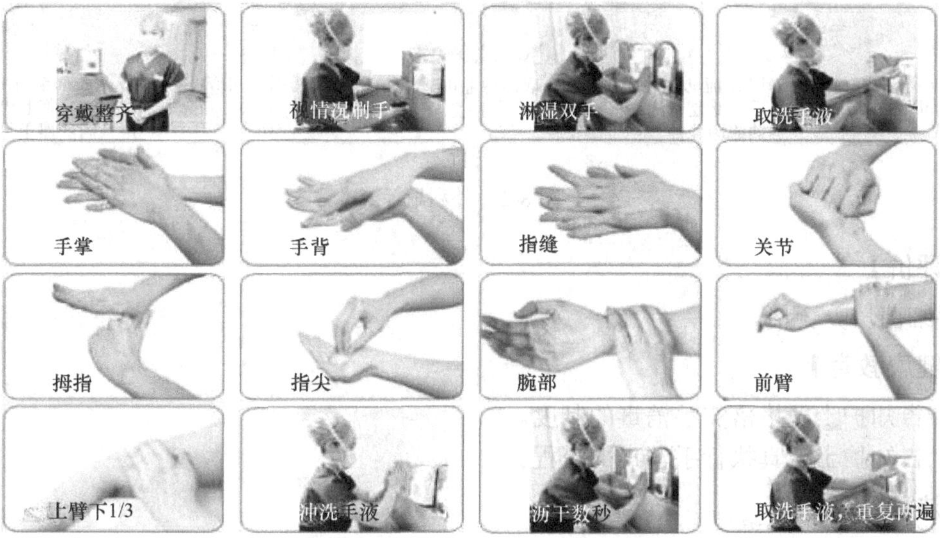

图8-1 外科洗手法

2. 刷手 取无菌刷子蘸取5～10ml抗菌洗手液，刷手顺序为指尖→甲缘→指缝→手掌→手背→腕部→同法刷另一侧手→腕部刷至前臂→另一侧腕部至前臂→前臂刷至肘上10cm→另一侧前臂至肘上10cm→用流水冲净双手臂；同法刷洗第2遍、第3遍，每遍3分钟，3遍共约10分钟（图8-2）。

3. 干手 取无菌小毛巾1块打开，毛巾正反面分别擦干左手、右手手掌，手背；毛巾擦过左手的一面向外折成三角形，三角形整齐边向上搭在左侧腕部，右手拉三角形两个下角，转动左手臂，由下向上擦干左手臂；毛巾翻转，将另一面向外折成三角形，搭在右侧腕部，同法擦干右手臂（图8-2）。

4. 消毒 取消毒液浸泡过的纱布块或海绵块涂擦手、臂，方法同刷手，消毒至肘上5～6cm；同法涂擦第2遍。

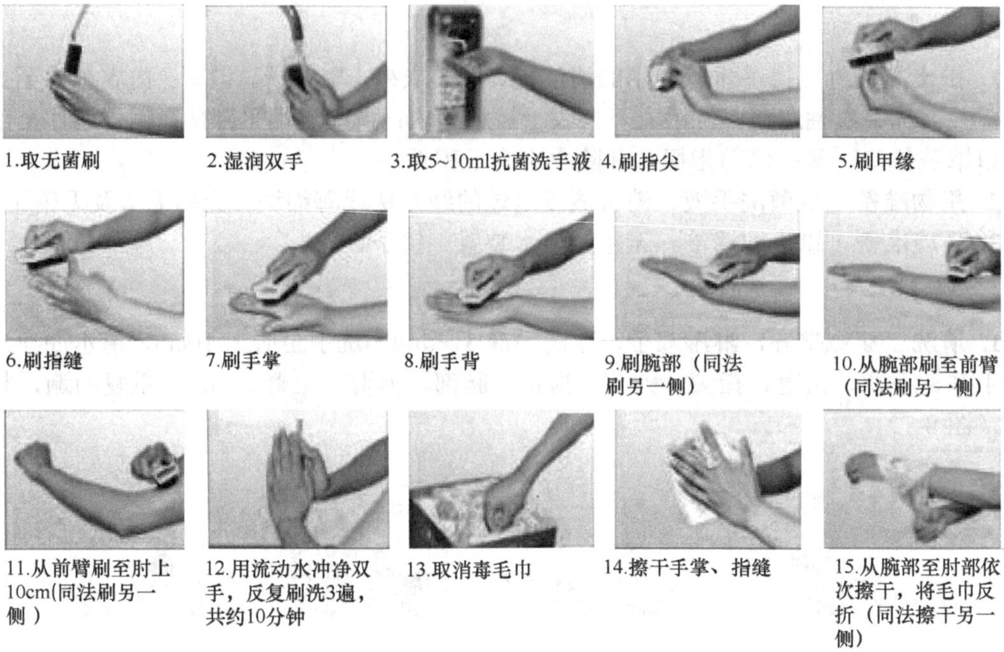

图 8-2　外科刷手

【评价】

手细菌培养合格。

【健康教育】

1. 告知护士严格落实手消毒的制度。
2. 告知护士认真执行手消毒的流程。

【注意事项】

1. 刷手前须修剪指甲，不得佩戴饰品，不得涂指甲油。
2. 刷手时间、顺序要按规范执行，不可有遗漏。
3. 擦干手臂时毛巾只能由下向上，擦过上臂的毛巾不可再回擦前臂或手。
4. 操作中途手臂如有污染应重新刷手。

实训九　穿脱手术衣技术

穿手术衣技术是手术人员在外科刷手操作后，将无菌手术衣按照无菌原则，正确穿着，确保手术操作区域无菌状态的方法；脱手术衣技术是手术人员遵循避免污染、防止交叉感染的原则，将手术衣正确脱下的方法。

【目的】

创造无菌环境，保持术者周边无菌，预防感染。

【案例导入】

床号：5 床，姓名：王某，性别：女，年龄：50 岁。

患者因胃癌行胃大部分切除术，现手术人员手臂洗、刷、消毒毕，需穿手术衣进行手术。

【评估】

1. 评估上台人员身高、胖瘦，选择合适型号的无菌手术衣。

2. 评估无菌手术衣的完整性，有无破损。

3. 评估是否侧身操作或背部与无菌区域有可能接触，决定是否加穿无菌背心。

【计划】

1. 护士准备　更换手术室专用的清洁鞋、洗手衣裤，戴帽子、口罩；内衣袖卷至上臂中段，并被洗手衣袖遮盖；洗手衣下摆收于裤腰之内；裤腿远端平踝部；帽子遮住全部头发；口罩盖住口、鼻；修剪指甲，并除去甲缘下积垢进行外科刷手。

2. 用物准备　无菌手术衣、无菌持物钳、无菌手套。

3. 环境准备　手术间温度、湿度符合规范、卫生符合规范，合理控制人员流动。

【实施】

穿无菌手术衣。

1. 穿对开式手术衣法（图 9-1）

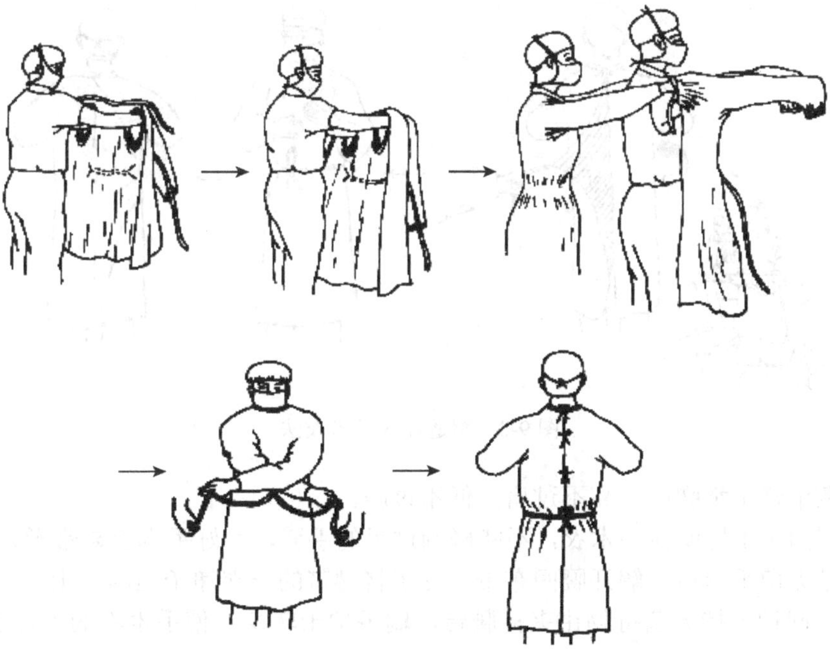

图 9-1　穿对开式手术衣法

（1）洗手后，取手术衣，将衣领提起轻轻抖开。

（2）将手术衣轻掷向上的同时，顺势将双手和前臂伸入衣袖内，并向前平行伸展。

（3）巡回护士在其身后协助向后拉衣、系好衣领带子。

（4）穿衣者解开腰带，向后交叉提起腰带，向后递予巡回护士，两手向后不可超过腋中线。

（5）巡回护士于身后系好腰带，将手术衣的下摆稍用力拉平，轻推穿衣者的腰背部提示穿衣完毕。

（6）手术衣无菌区域为：衣领以下，腰以上的胸前、双手、前臂，腋中线以前的侧胸。

2. 穿遮盖式手术衣法（图 9-2）

（1）刷手后取无菌手术衣，面向无菌手术台远隔 1 步（50cm），双手提起衣领两端，抖开手术衣（检查手术衣有无破洞），有破口的无菌手术衣应更换。将手术衣向空中轻抛，两手伸入衣袖内。

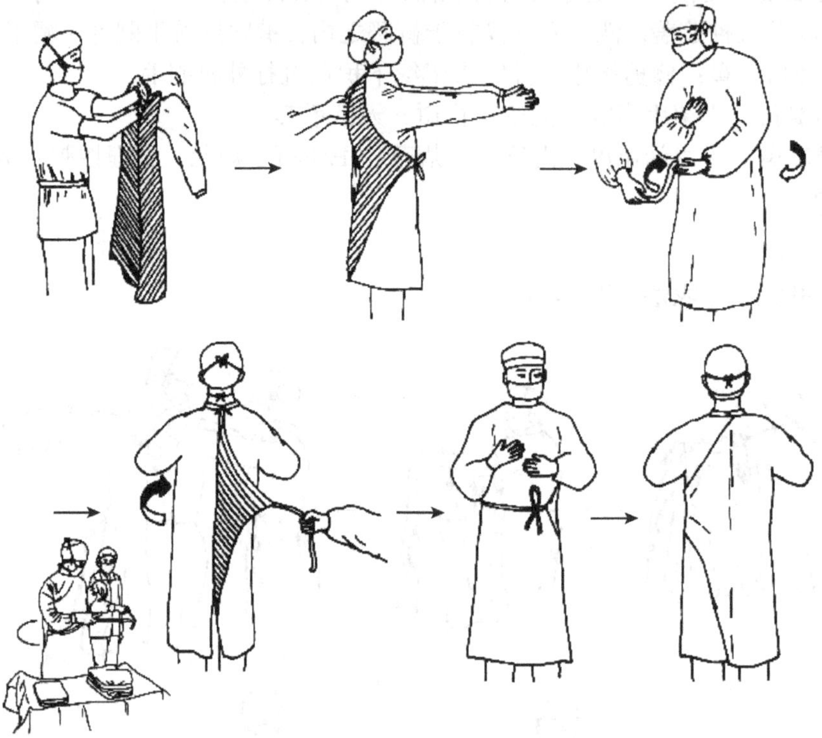

图 9-2 穿遮盖式手术衣法

（2）两手臂平举胸前，高不过肩，低不过腰。

（3）巡回护士协助穿手术衣，不能碰刷过手的手臂，系好手术衣领带子、内片腰带。

（4）戴无菌手套后，解开腰间布带，右手将腰带的一端递予巡回护士。

（5）巡回护士持无菌持物钳夹持腰带，刷手护士转身，使手术衣的外片遮盖内片，将腰带再递回给刷手护士。

（6）刷手护士系好腰带，穿衣完毕。

3. 连台手术衣的更换方法 手术完毕，若需进行连台手术时，必须更换手术衣及手套。可由巡回护士松解背部系带，再由他人帮助或自行脱下手术衣，最后脱去手套。

4. 脱无菌手术衣 刷手护士自行将前腰带解开，再由巡回护士将颈后、腰后系带解开，由他人帮助或自行将手术衣从前方拉下，最后脱去手套。

（1）他人帮助脱手术衣法：自己双手向前微屈肘，巡回护士面对脱衣者，握住衣领将手术衣向肘部、手的方向顺势翻转、扯脱。此时手套的腕部正好翻于手上（图 9-3）。

（2）个人脱手术衣法：脱衣者左手抓住右肩手术衣外面，自上拉下，使衣袖由里外翻。同样方法拉下左肩，然后脱下手术衣，并使衣里外翻，保护手臂及洗手衣裤不被手术衣外面所污染，将手术衣扔于污物袋内（图 9-4）。

【评价】

1. 操作符合规范要求。

2. 手术衣穿着整齐，背后遮挡严密。

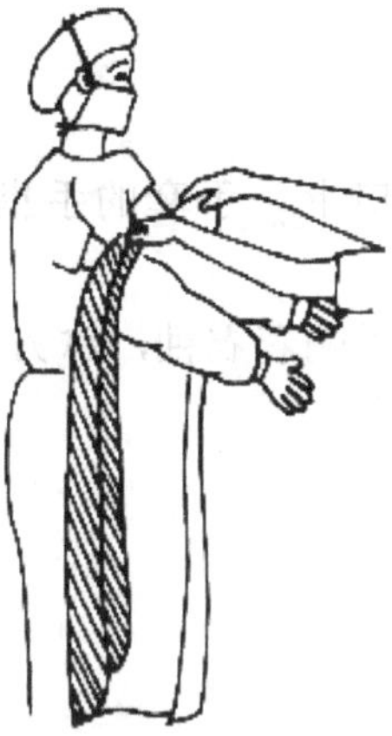

图 9-3　他人帮助脱手术衣法

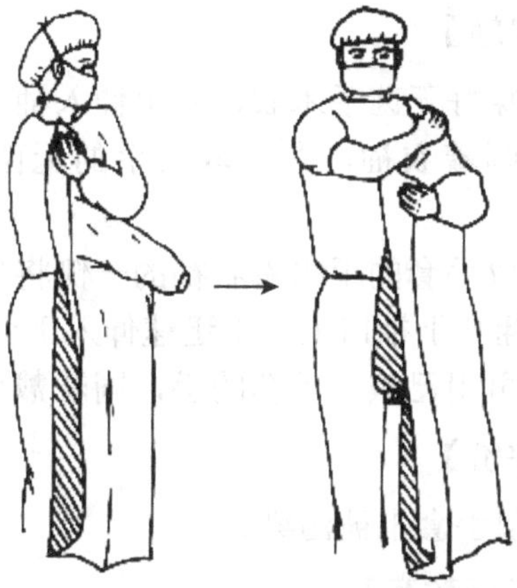

图 9-4　个人脱手术衣法

【健康教育】

1. 告知护士穿好手术衣后要在无菌区域，不可到非无菌区域。

2. 告知护士有破口的手术衣应更换。

【注意事项】

1. 穿手术衣必须在手术间进行，四周有足够的空间，穿衣者面向无菌区。

2. 穿手术衣时未戴手套的手不可触及衣袖或其他部位。

3. 穿好手术衣、戴好无菌手套后，手臂应保持在胸前，高不过肩，低不过腰，双手不可交叉放于腋下。

实训十　无触及戴手套技术

无触及戴手套技术是将无菌手套在未直接接触及皮肤的情况下，将无菌手套翻折戴在穿好无菌手术衣的手上，从而达到无菌的效果，避免发生感染和交叉感染的一项基本操作。

【目的】

确保被手接触的物品保持无菌，防止患者在手术过程中受到感染。

【案例导入】

患者，女，因胃癌行胃大部分切除术，现手术人员手臂洗、刷、消毒毕，已穿手术衣，现需戴无菌手套进行手术。

【评估】

1. 评估戴无菌手套前，是否严格进行外科刷手。

2. 评估无菌手套有无潮湿、破损、是否在有效期内。

【计划】

1. **护士准备** 着装整洁，戴口罩，进行外科刷手后。

2. **用物准备** 无菌手套。

3. **环境准备** 手术间温度、湿度符合规范，卫生符合规范，合理控制人员流动。

【实施】

1. 穿好无菌手术衣，双手伸入袖口处，手不出袖。

2. 隔着衣袖，左手取右手的无菌手套，扣于右手袖口上，手套的手指向上，各手指相对。

3. 放手套的手隔着衣袖的一侧将翻折边抓住，另一只手隔着衣袖，拿另一侧翻折边，将手套翻套于袖口上，手迅速伸入手套内。

4. 再用已戴好手套的手，同法戴另一只手套。

【评价】

无菌手套未被污染。

【健康教育】

1. 告知护士穿手术衣时未戴手套的手不可触及衣袖或其他部位。

2. 告知护士有破口的无菌手套应立即更换。

【注意事项】

戴好无菌手套后，手臂应保持在胸前，上不高于肩部，下不低于腰部，双手不可交叉放于腋下。

实训十一　手术野皮肤消毒技术

手术野皮肤消毒是杀灭暂居菌，最大限度杀灭或减少常居菌，避免术后切口感染的重要环节。

【目的】

1. 杀灭切口处及周围皮肤上的微生物。

2. 预防术后切口感染。

【案例导入】

床号：3床，姓名：李某，性别：男，年龄：52岁。

患者因胃癌行胃大部分切除术，现已入手术室、巡回护士为其摆放好手术体位，需手术人员进行手术区皮肤消毒。

【评估】

1. 评估消毒区域是否清洁。

2. 评估患者消毒区皮肤是否有破口或疖肿，若有应停止手术。

3. 评估患者手术部位，选择相应消毒液。

【计划】

1. 人员准备

（1）器械护士：着装整洁，帽不露头发、口罩不露鼻，指甲不可过长，行外科刷手后穿无菌手术衣、戴无菌手套。

（2）巡回护士：换手术室衣、鞋，戴帽子、口罩。

（3）手术医师：外科洗手。

2. 用物准备　消毒纱球，无菌卵圆钳，治疗碗或弯盘，消毒液（0.5%碘伏、2.5%碘酒溶液、75%乙醇溶液、Ⅰ型安尔碘溶液、1∶1000 硫柳汞酊溶液等）。

3. 环境准备　手术间温度、湿度符合规范，卫生符合规范，合理控制人员流动。

【实施】

1. 器械护士将消毒用的治疗碗及消毒卵圆钳递给手术医师，巡回护士夹取 3 个消毒液浸湿的纱球放入治疗碗内。

2. 消毒范围上至两乳头连线，下至耻骨联合，两侧至腋中线。

3. 先将消毒液滴入脐孔少许，用海绵钳夹持浸有消毒剂的纱球由腹部中心开始涂擦，但需绕过脐部。

4. 第二、三遍涂擦都不能超过第一遍的消毒范围。第三遍消毒完毕，翻过卵圆钳用纱球的另一侧将肚脐内碘伏蘸干。

5. 若用碘酒消毒，消毒后要等 1～2 分钟，再用乙醇溶液脱碘。消毒过程中碘酒不要过多，以免烧伤皮肤。

6. 消毒过程中如有污染，须重新消毒。

7. 消毒后用过的海绵钳和治疗碗交由巡回护士放于器械车的下层。

8. 消毒范围包括切口四周 15～20cm 的区域。

（1）头部手术：头及前额（图 11-1）。

（2）口唇部手术：面唇、颈及上胸部（图 11-2）。

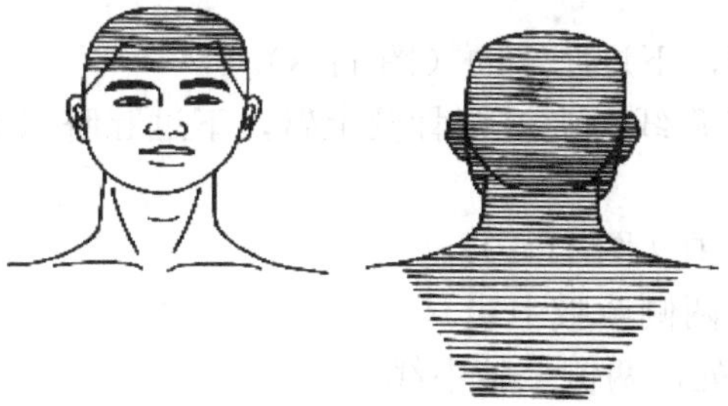

图 11-1　头部手术消毒范围

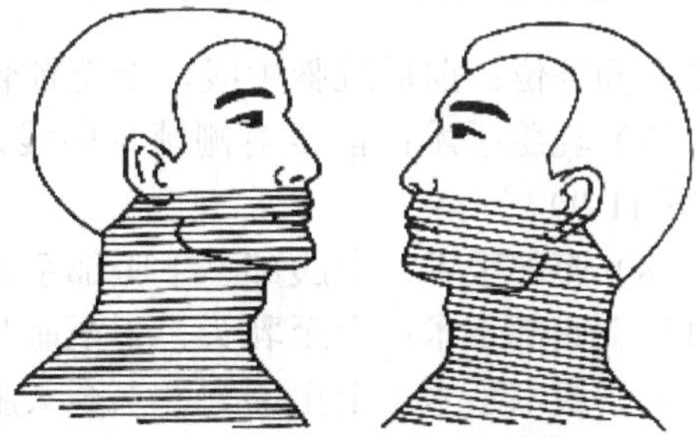

图 11-2　口唇部手术消毒范围

（3）耳部手术：术侧头、面颊及颈部（图 11-3）。

（4）颈部手术

1）颈前部手术：上至下唇，下至乳头，两侧至斜方肌前缘（图 11-4）。

2）颈椎手术：上至颅顶，下至两腋窝连线（图 11-5）。

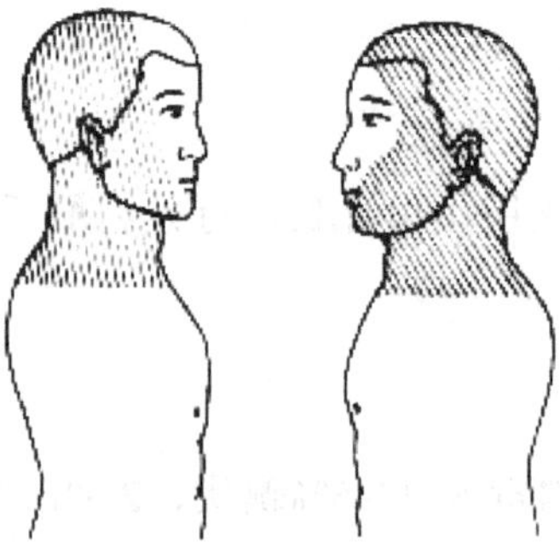

图 11-3　耳部手术消毒范围

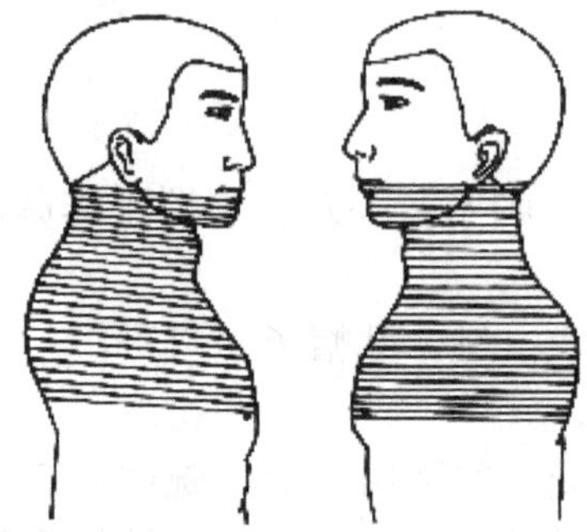

图 11-4　颈前部手术消毒范围

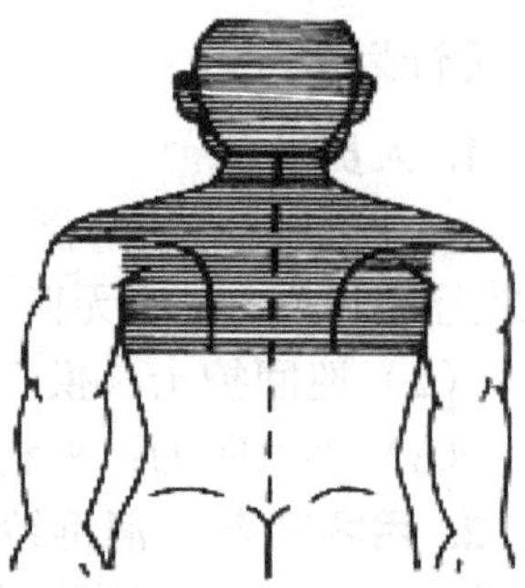

图 11-5　颈椎手术消毒范围

（5）锁骨部手术：上至颈部上缘，下至上臂上 1/3 处和乳头上缘，两侧过腋中线（图 11-6）。

（6）胸部手术

1）侧卧位：前后过中线，上至锁骨及上臂上 1/3 处，下过肋缘，包括同侧腋窝（图 11-7）。

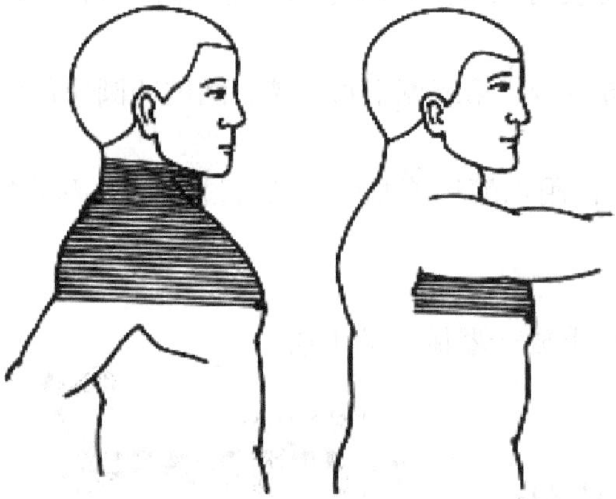

图 11-6　锁骨部手术消毒范围

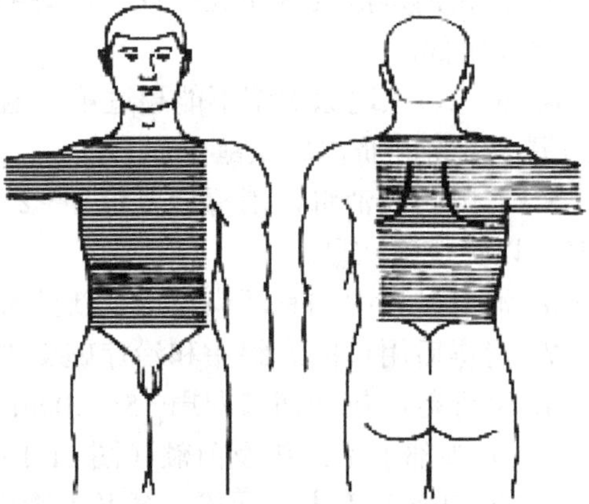

图 11-7　胸部侧卧位手术消毒范围

2）仰卧位：前后过腋中线，上至锁骨及上臂，下过脐平面（图 11-8）。

（7）乳腺手术：前至对侧锁骨中线，后至腋后线，上过锁骨及上臂，下过肚脐水平线（图 11-9）。

（8）腹部手术：上腹部、下腹部手术消毒范围（图 11-10）。

1）上腹部手术：上至乳头、下至耻骨联合，两侧至腋中线。

2）下腹部手术：上至剑突，下至大腿上 1/3 处，两侧至腋中线。

（9）腹股沟及阴囊部手术：上至肚脐线，下至大腿上 1/3 处，两侧至腋中线（图 11-11）。

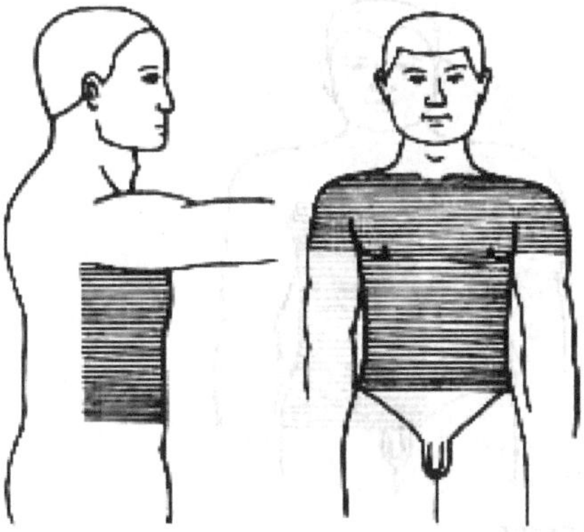

图 11-8　胸部仰卧位手术消毒范围

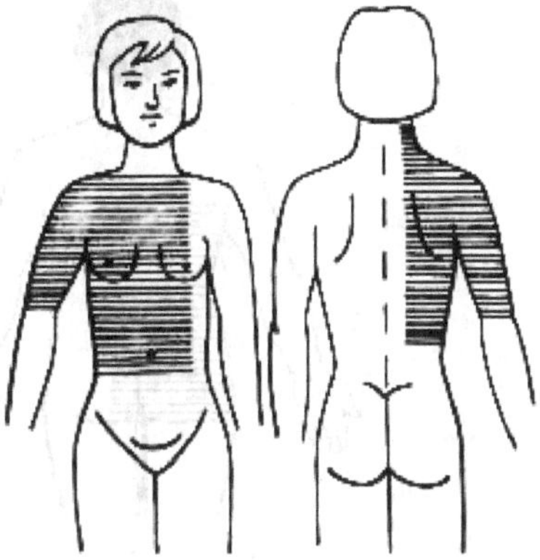

图 11-9　乳腺手术消毒范围

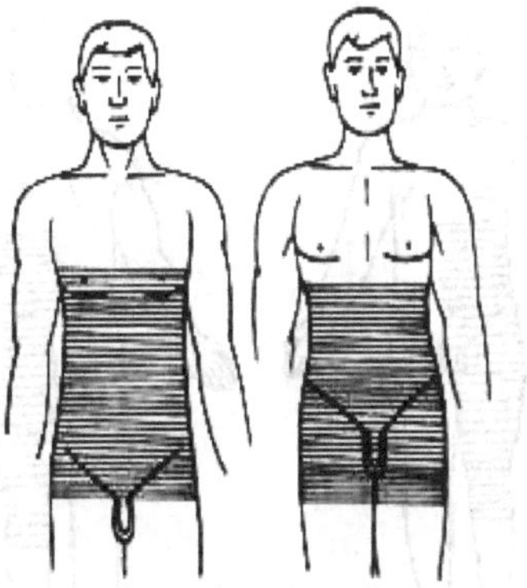

图 11-10　腹部手术消毒范围

A. 上腹部；B. 下腹部

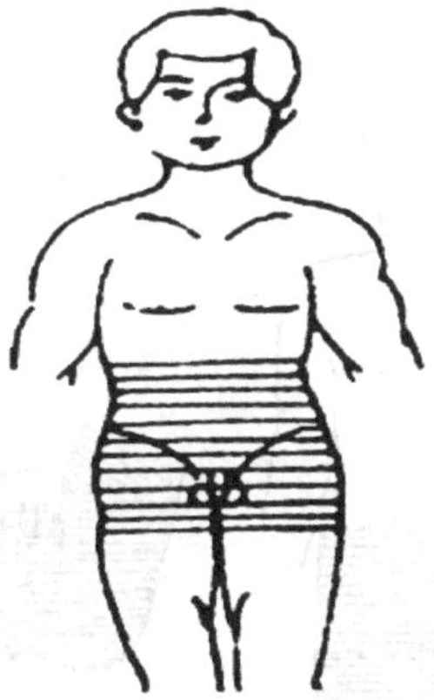

图 11-11　腹股沟手术消毒范围

（10）胸椎手术：上至肩、下至髂嵴连线，两侧至腋中线（图 11-12）。

（11）腰椎手术：上至两腋窝连线、下过臀区，两侧至腋中线（图 11-13）。

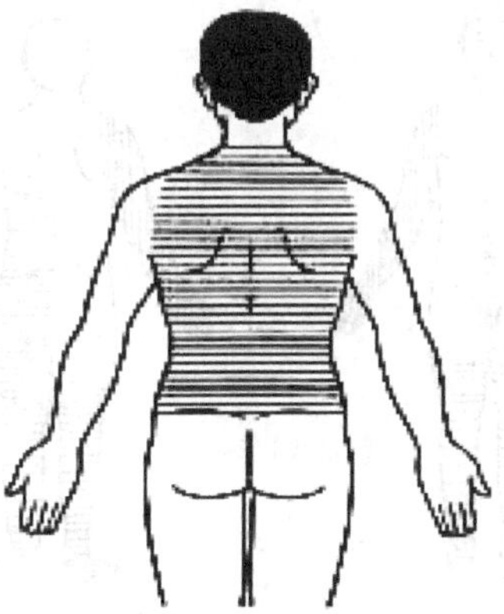

图 11-12　胸椎手术消毒范围

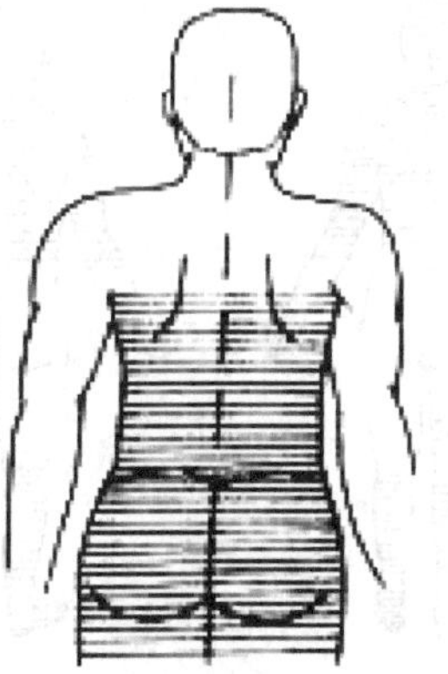

图 11-13　腰椎手术消毒范围

（12）肾脏手术：前后过中线，上至腋窝，下至腹股沟（图 11-14）。

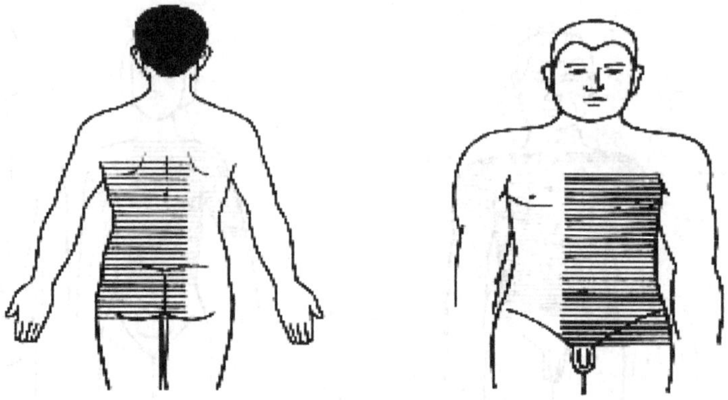

图 11-14　肾脏手术消毒范围

（13）会阴部手术：耻骨联合、肛门周围及臀、大腿上 1/3 内侧（图 11-15）。

（14）髋部手术：前后过正中线，上至剑突，下过膝关节，周围消毒（图 11-16）。

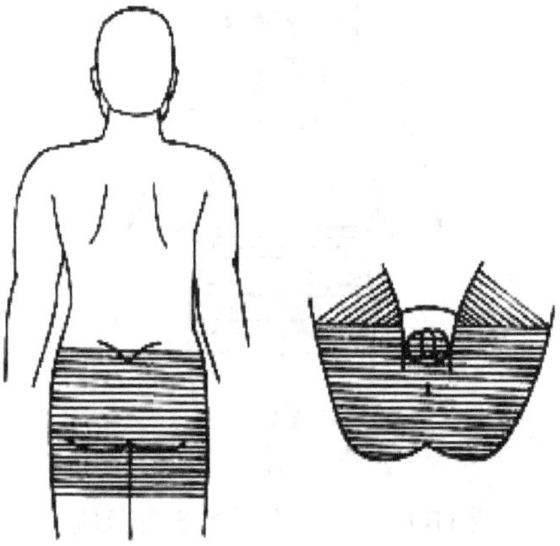

图 11-15　会阴部手术消毒范围

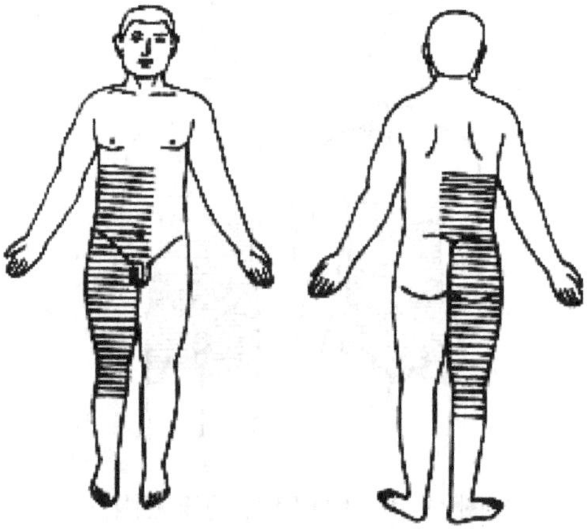

图 11-16　髋部手术消毒范围

（15）四肢手术：周围消毒，上下各超过 1 个关节（图 11-17）。

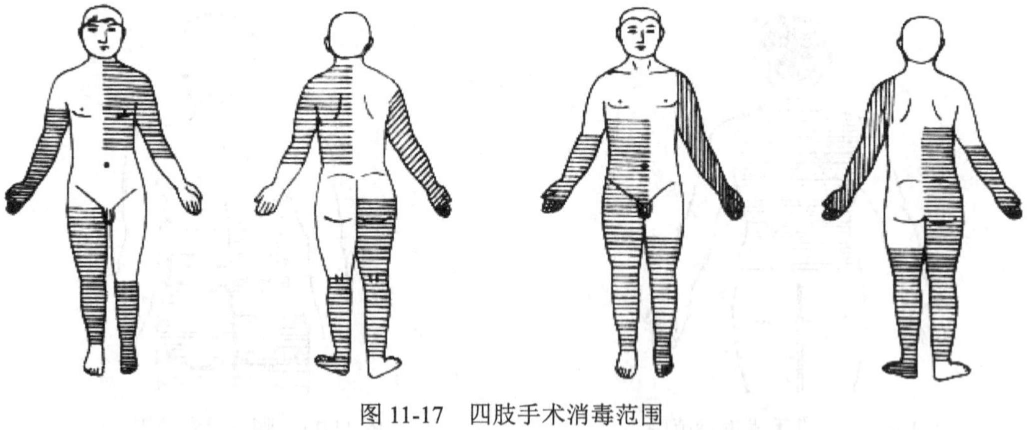

图 11-17　四肢手术消毒范围

9. 整理　消毒用过的海绵钳和治疗碗交由巡回护士处理。

【评价】

按要求消毒手术野，消毒区域无遗漏。

【健康教育】

1. 告知护士检查消毒液的有效期。

2. 告知护士消毒液不可过多或过少。

【注意事项】

1. 认真检查无菌物品日期、包装完整。

2. 皮肤消毒应由手术切口向四周涂擦，感染伤口或肛门会阴部消毒应由外向内涂擦。

3. 面部、口腔及小儿皮肤，用 1∶1000 硫柳汞酊溶液和 75%乙醇溶液消毒，也可用 0.5%碘伏溶液消毒，内耳手术用 1%碘酒溶液和 75%乙醇溶液消毒。

【语言性沟通】

1. 操作前　小王护士（巡回护士），请准备消毒纱球 3 个和 0.5%碘伏消毒液，检查消毒液的有效期和纱球的灭菌日期。请用碘伏消毒液浸湿纱球，消毒液不要过多或过少。

2. 操作中　小李护士（器械护士），请把无菌治疗碗和消毒卵圆钳递给我。小王，请将浸湿消毒液的纱球递到我的消毒治疗碗中。

小王护士，请把消毒用过的治疗碗和卵圆钳拿走，暂时放于器械台下层。

3. 操作后　手术区皮肤消毒工作已完成，我们进行下面的操作。

【课外知识拓展】

一种手术区皮肤消毒瓶

消毒范围大的手术，如果单纯使用棉球或纱球消毒，往往速度慢、效果差。文献报道使用“84”消毒液空瓶，揭去标签，用流水冲净、晾干，放入熏箱内用 40%甲醛熏蒸消毒 4 小时后取出，瓶内倒入消毒液，盖好瓶盖，瓶外贴上写明消毒日期的胶带，即制成了皮肤消毒瓶。将消毒瓶存放于手术间备用，消毒瓶每周熏蒸更换 1 次。

为患者消毒时，巡回护士将消毒瓶倒拿于手中，开启瓶盖，轻轻挤捏瓶体，消毒液自瓶口小孔撒于手术区皮肤消毒者配合使用棉球擦拭至所需范围。

此消毒瓶取材方便、经济，制作简单易行，消毒效果可靠。使用该消毒瓶，可缩短消毒时间，节省消毒医生的体力。

实训十二　手术区无菌巾单的铺置

手术区皮肤消毒后，由第一助手和器械护士铺盖无菌布单，仅显露手术切口所必需的最小皮肤区域，遮盖切口周围其他部位，以避免和减少术中污染。

【目的】

1. 建立无菌安全区，保持手术切口及手术用物的无菌状态，防止手术切口感染。

2. 显露手术部位。

【案例导入】

床号：1 床，姓名：李某某，性别：男，年龄：65 岁。

患者因腹股沟直疝，于硬膜外阻滞麻醉下行疝修补术，术前准备就绪，手术区域已消毒，手术人员应如何为手术区铺置无菌巾单。

【评估】

1. 评估患者年龄、自理能力、沟通能力、对本手术的认知水平及知情程度。

2. 评估手术情况，准备无菌巾单包。

3. 评估无菌巾单有效期，有无破损、潮湿、松动。

【计划】

1. 护士准备　着装整洁，洗手、戴口罩、帽子；帽子不露头发、口罩不露鼻。指甲不可过长，外科刷手后穿无菌手术衣、戴无菌手套。

2. 用物准备　剖腹巾单包、无菌手术衣、无菌手套。

3. 环境准备　手术间温度、湿度符合规范，卫生符合规范，合理控制人员流动。

【实施】

1. 刷手前准备　检查无菌巾单包的有效期及完整性，无误后打开外包装。

2. 刷手后操作

（1）核对解释：安置体位，暴露手术区域、确定切口部位。

（2）器械护士穿手术衣、戴无菌手套后协助第一助手正确消毒。

（3）器械护士检查无菌巾单包内灭菌指示卡是否符合规范，无误后将敷料依种类进行整理。

（4）铺置切口巾：器械护士将切口巾折边 1/3，第 1、2、3 块切口巾折边朝向第一助手，第 4 块切口巾折边朝向器械护士自己，按顺序传递给第一助手；第一助手接过折边的无菌巾，分别铺置于切口下方、对侧及上方（或下方、上方、对侧），最后铺自己侧（图 12-1）。

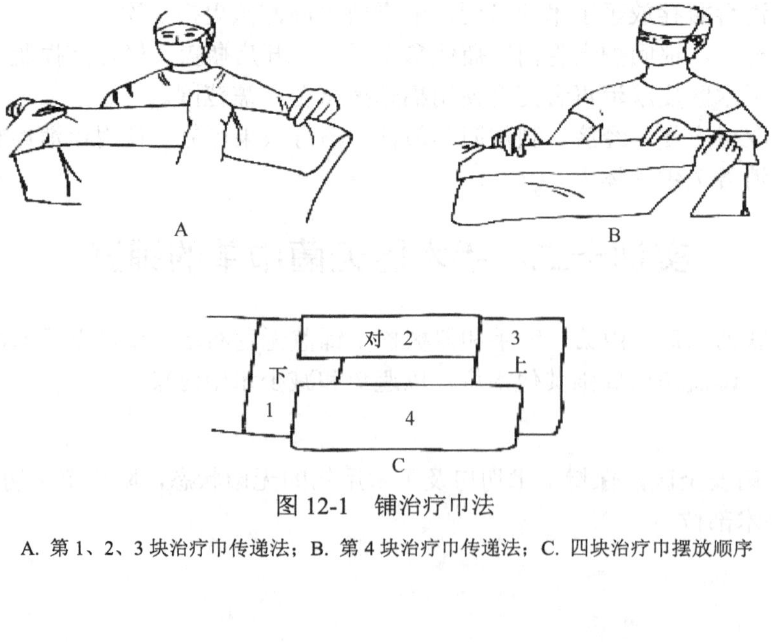

图 12-1　铺治疗巾法

A. 第 1、2、3 块治疗巾传递法；B. 第 4 块治疗巾传递法；C. 四块治疗巾摆放顺序

（5）器械护士传递 4 把布巾钳，抓头端递柄端给一助，手术巾的 4 个交角处分别用布巾钳夹住。

（6）铺手术中单：器械护士持无菌中单一端，将另一端递给主刀，两人协助分别铺于切口上方、下方。

（7）铺剖腹大单：将有孔的剖腹大单正对切口，短端向头部、长端向下肢，先向上方再向下方，分别展开（图 12-2）。

（8）器械护士递 1 块治疗巾，加铺于升降器械托盘上。

（9）推无菌器械桌至已铺好无菌单的手术床尾端，器械护士手不可碰触器械台边缘以外部分。

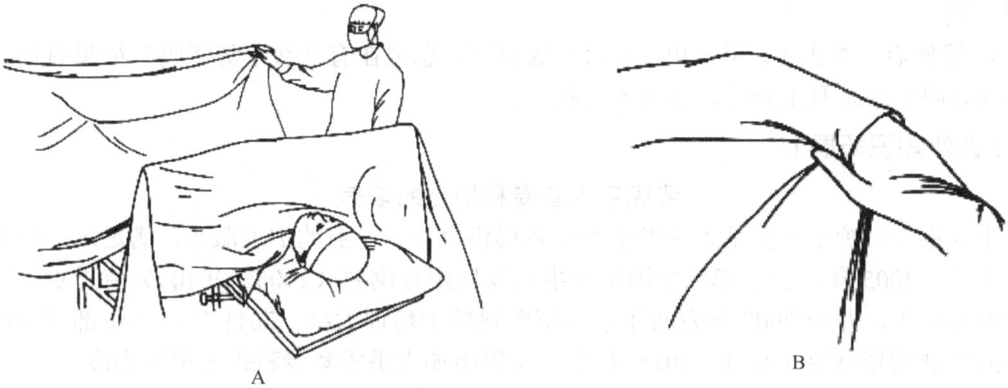

图 12-2　铺剖腹大单法

A. 铺大单；B. 铺大单手部动作

【评价】

1. 无菌巾单符合手术需求，巾单完好无缺损。

2. 铺单过程顺利，方法、范围正确，无菌单下垂和层数符合规范。

3. 手术巾单无污染，符合手术要求。

【健康教育】

1. 告知护士手术切口四周及手术托盘上应铺置 4 层以上，其他部位应至少 2 层以上，无菌单下垂应超过桌面下 30cm。

2. 告知护士打开无菌中单时，无菌单不可触及腰以下的无菌手术衣。

【注意事项】

1. 递切口巾时，器械护士手持两端向内翻转遮住双手，第一助手接时可避免接触护士的手。切口巾铺放于距离切口 1～2cm 处，并用布巾钳固定。

2. 展开中单、剖腹单时，铺单人员均需将手卷在无菌单里面，以免污染。中单先脚端后头端铺放。剖腹单先头端后脚端铺放。

3. 剖腹单短端盖住麻醉架，长端盖住器械托盘。小手术仅盖一块洞巾即可，较大手术的手术野周围铺巾需 4～6 层，两端和足端应垂下超过手术台边缘 30cm。

4. 铺巾时手术切口巾的内缘距切口 3cm 以内，铺好后即不应再移动，如位置不准确，只允许自内向外移动，不允许将单自外向内移动，以免沾污手术区。

5. 严格遵循无菌操作原则，铺巾者需注意避免自己的手触及未消毒物品，所持无菌巾或无菌单不可与四周有菌物接触，且须避免其下缘落到腰以下。

6. 升降器械托盘加铺一层治疗巾，无菌器械桌靠近已铺了无菌巾的手术床尾端。

【语言性沟通】

1. 操作前 您好，请问您叫什么名字？

李先生（李某某），您好，请您不要紧张，我是您今天手术的器械护士，手术马上开始，我现在需要给您铺置无菌手术单，铺手术单主要是为了在手术区形成无菌区域，避免和减少术中污染。

2. 操作中 李先生，单子会遮盖住您的全身，但我们会把您的头部露出来，请您不要紧张。

3. 操作后 李先生，手术巾单已经铺置好了，您现在有什么不舒适吗？如果有请及时告诉我好吗？手术马上开始，请您不要担心。

【课外知识拓展】

我国手术室专科护士的培养

手术室专科护士主要是为手术中的患者提供全程、专业的护理服务，满足术中患者的个体要求。2005 年，卫生部《中国护理事业发展规划纲要（2005—2010）》将重点发展手术室专科护士，并于 2007 年发布了手术室专科护士培训大纲。2011 年，卫生部《中国护理事业发展规划纲要（2011—2015）》中，又提出加大手术室专科护士培训力度。

实训十三　无菌器械桌的铺置

铺置无菌器械桌技术是利用无菌技术将无菌器械、无菌敷料按照规定的顺序放置在指定位置，形成无菌区，供手术治疗使用。

【目的】

1. 建立无菌区域、防止手术器械及敷料污染。

2. 便于管理和使用手术器械及敷料，确保器械符合手术所需。

3. 检查手术器械及敷料质量并清点数目。

【案例导入】

床号：3 床，姓名：张某，性别：女，年龄：50 岁。

患者因胃癌拟行胃大部分切除术，现患者已入手术室，手术即将开始，需器械护士铺置无菌器械桌。

【评估】

1. 评估器械及敷料的无菌有效期，有无破损、潮湿、松动。

2. 评估无菌器械是否符合手术所需，是否准备齐全。

3. 评估环境是否符合要求，备清洁干燥的器械台。

【计划】

1. 护士准备　着装整洁，帽不露头发、口罩不露鼻；指甲平短、清洁、不涂指甲油；不戴耳环、手镯和戒指，外科刷手后穿好无菌手术衣，戴无菌手套。

2. 用物准备　纱布、纱垫、吸引器皮管、电刀、刀片、无菌手套、辅料包、手术衣包、器械桌、无菌器械包、干燥无菌持物钳、储物盘。

3. 环境准备　手术间温度、湿度符合规范、卫生符合规范，合理控制人员流动。

【实施】

1. 刷手前准备　先检查器械包的名称、有效期及签名，包有无松动、包布有无潮湿、破损；化学指示胶带变色状态。无误后打开外包布。

（1）撕下无菌包外化学指示胶带，放置在储物盘内。

（2）用手依次打开无菌器械包外层包布的外角、左角、右角、内角。

2. 外科刷手后穿好无菌手术衣，戴无菌手套后操作

（1）检查器械包内灭菌指示卡是否符合规范，无误后将器械依次取出。

（2）放置器械台顺序

1）盐水碗放无菌桌的左上角，弯盘在碗的右侧，纱布放在治疗巾左侧，纱垫放在治疗巾上，吸引器皮管放弯盘右侧，刀片、线卷、小方纱等放于弯盘内。

2）取出串钳放于左下，取出压肠板、单头拉钩、双头拉钩、自动拉钩、刮匙、骨钳等放于器械车右侧，镊子放于拉钩前面，海绵钳及弯头吸引器放左侧，取出电刀镊放在吸引器皮管上，将刀、剪放串钳后边，按顺序摆放好（图 13-1）。

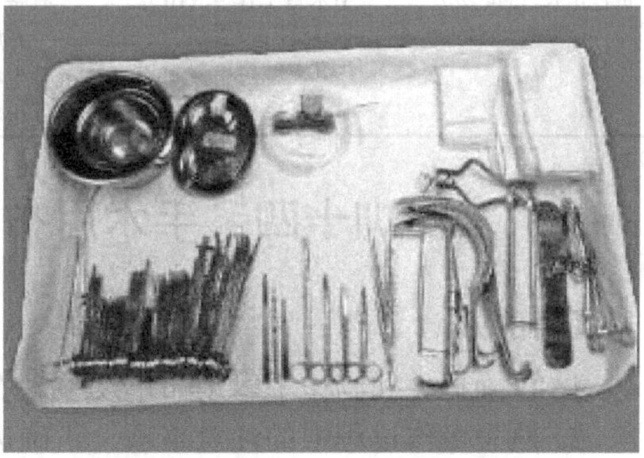

图 13-1　依次摆放器械

3. 整理后按先器械后敷料的顺序与巡回护士清点数目。

4. 在 100ml 药杯内倒入适量皮肤消毒液；换药碗内倒入适量无菌盐水。

5. 器械台铺置完毕，推至合适位置，准备进行手术配合。

【评价】

1. 器械、敷料符合手术需求。

2. 器械性能完好无缺失，器械清点准确、记录完整无误，清点核对到位（速率、节律、眼神达到统一规范）。

3. 无菌单下垂和层数符合规范。

【健康教育】

1. 告知护士无菌器械桌应做到现铺现用，铺好的无菌器械桌超过 4 小时不能再用。

2. 告知护士无菌器械桌面要保持干燥、整洁、如无菌巾渗湿应及时加盖无菌巾。

3. 告知护士严格遵循无菌操作原则，认真执行查对制度。

【注意事项】

1. 穿无菌手术衣、戴无菌手套后，方可进行器械桌的整理。

2. 未穿手术衣及未戴无菌手套者，不得跨越无菌区及接触桌内物品。

3. 桌面为无菌区，不可超过台缘。
4. 保证无菌器械桌及手术区整洁、干燥；若浸湿及时更换或加盖无菌单。
5. 铺好的无菌器械桌原则上不进行覆盖。
6. 移动无菌器械桌时，器械护士不能触及台缘以下。巡回护士不可触及下垂的无菌单。
7. 认真检查消毒日期、包装及器械质量。
8. 清点数目时要注意节律、速率，做到眼到、手到，纱布、纱垫等清点要打开清点。

【课外知识拓展】

手术室护士任职资格与培训周期

岗位名称	对象	任职资格与培训周期
通科护士（N0 级）	新毕业护士	具有护士执照，护理专业中专或以上学历，完成医院轮科培训≥1 年（其中在 ICU、急诊科≥3 个月，普外科 6 个月），培训周期为 1 年
岗前护士（N1a 级）	手术室工作 3～6 个月	具有 1 年以上临床工作经验，完成 N0 级护士核心能力培训模块并考核达标者，培训周期为 6 个月
初级手术护士（N1b 级）	手术室工作 7 个月至 3 年	完成 N1a 级护士核心能力培训模块并考核达标者，培训周期为 3 年（优秀者可放宽至 2 年）
中级手术护士（N2 级）	手术室工作 4～5 年	完成 N1b 级护士核心能力培训模块并考核达标者，3 个专科手术核心能力评定达标且取得护师资格，具有大专以上学历，手术室工作经验≥2.5～3 年者。培训周期为 2 年
高级手术护士（N3 级）	手术室工作 6～8 年	完成 N2 级护士核心能力培训模块及 6 个专科手术核心能力评定达标，其中至少 3 个专科手术配合技能和专科综合技能达优秀，手术室工作经验≥5 年者。培训周期为 3 年
责任组长（N4 级）	手术室工作 9～10 年	具备 N3 资格，本科以上学历，8 年以上手术室工作经验，能胜任本院开展的各专科手术配合者，有 1～2 个专业发展方向。若参加省级卫生行政主管部门组织或委托的专科护士培训，考核合格且具有省级卫生行政主管部门认可的专科护士资格证书者可适当放宽工作年限

实训十四　手术用布单及手术衣折叠与制作

【目的】

1. 正确折叠和制作手术用布单及手术衣。
2. 熟悉操作过程中的注意事项，正确进行各类手术无菌包的准备。

【评估】

1. 各手术用布单是否清洁，干燥，有无破损。
2. 各类手术用布单是否充足，分类排列整齐。

【计划】

1. **护士准备**　着装整洁，洗手、戴口罩。
2. **用物准备**　手术衣、手术巾、中单、剖腹单、洞巾、内层包皮、外层包皮、操作台等。
3. **环境准备**　安静、清洁、舒适、明亮。

【实施】

1. **折叠手术衣**　衣身反面向内，腰带打活结，衣身顺身长方向摆平整，将衣身之后身两侧部分分别向正面折叠，再对折 1/3 使其重叠，将身长两端按 1/2 内折，再对折，领端在外。

2. 折叠洞巾　以裂孔为中心，四周做扇形折叠，先扇形折叠脚端于裂孔部之上，再扇形折叠头端相继于其上，扇形折叠左右两侧。以裂口为折缘，将两侧对折。

3. 折叠中单　两边做两个对折，两端也做两个对折。

4. 折叠切口巾　将切口巾对折，再将两边向同一个方向反折，呈“W”形，两端对折。

5. 操作台上铺外层（双层）包皮 1 块，其上再铺内层（单层）包皮 1 块。

6. 各类巾单按使用先后顺序（由下到上依次为洞巾→2 块中单→4 把布巾钳→4 块切口巾）摆放于内层包皮中央，打包。

7. 同法铺置内外两层包皮，手术衣摆放于包皮中央，打包。

8. 整理用物。

【评价】

1. 手术用布单及手术衣折叠方法正确。

2. 打包方法正确，用物摆放顺序正确。

【注意事项】

注意折叠要领，精心制作，折叠美观。

【课外知识拓展】

一次性手术衣的包装方法

通过包装，抵抗微生物、尘埃粒子、水分等入侵，确保无菌包在使用前包内物品处于无菌状态。用物：手术衣、外包布、内包布、封包胶带、胶带切割器、包内化学指示物、包外化学指示物等。

包装方法与程序：

1. 清洁包装台面，准备用物，根据预约书写或打印灭菌标识。

2. 检查包布、手术衣的清洗质量及功能。

3. 将外包布及内包布平铺在包装台上。

4. 将手术衣按要求进行折叠，将两张包布分层、分别进行双重闭合式的包装。

5. 根据包装的体积及重量，包外用两条 10～20cm 胶带进行封包。

6. 将灭菌标识粘贴在封口处。

质量标准：①包布、手术衣，洁净、平整、无毛絮、无破损、无缝补、无商标、无碳字等；②手术衣能按使用要求进行折叠。包装严密，松紧适宜；③标识清晰、正确、完整、正确无误选择合适的包装材料进行包装。标识内容齐全包括：品名、灭菌日期、失效期、包装操作者、质检者、锅号、锅次、灭菌操作者等内容。④标识粘贴在封口处，强调撕毁无效的原则。

实训十五　手术体位的摆放技术

手术体位的摆放技术是手术患者进行手术时，为使手术部位暴露明显，需要根据患者的手术部位，调整手术床或利用体位垫、体位架、固定带等物品安置合适的手术体位，以保证手术的顺利进行。

【目的】

1. 暴露手术部位，确保手术体位满足手术要求。

2. 保证患者舒适、安全，无并发症（如拉伤、压疮、扭伤等）。

3. 固定牢固，不宜移动。

【案例导入】

姓名：张某某，职业：教师，性别：男，年龄：56岁。科室：胸外科，床号：7床。

患者因食管中段癌，今晨8时在全麻下行食管癌根治术，现患者已入手术室，需巡回护士为其摆放手术体位。

【评估】

1. 评估患者皮肤完整性及各关节功能灵活度。

2. 评估摆放体位的用物是否准备齐全。

【计划】

1. **护士准备** 着洗手衣，洗手，戴口罩、帽子，修剪指甲。

2. **物品准备**

（1）一般侧卧位：腋垫1个、枕头或头圈1个、双层托手架1个、长沙袋2个、大软垫1个、骨盆挡板2个、约束带1条、四头束臂带2条、麻醉头架1个。

（2）脑科侧卧位：腋垫1个、大软垫1个、方垫4个、挡板3个、头圈1个、约束带1条、束臂带2条、支臂架2个。

（3）水平仰卧位：软垫1个、约束带1条、头圈1个、足跟保护垫2个。

（4）垂头仰卧位：肩垫1个、圆枕1个、小沙袋2个、中单1条、约束带1条、头圈1个。

（5）斜仰卧位（45°）：棉垫4块、小软垫1个、长沙袋1个、托手板1个、束臂带1条、绷带1卷、约束带1条。

（6）侧头仰卧位：软垫1个、头圈1个或头架1个、约束带1条。

（7）上肢外展仰卧位：托手器械台1个或托手板，并调整其高度与手术床高度一致。

（8）俯卧位："C"形抗压凝胶垫1个、胸垫1个、脚垫1个、方垫3个、约束带2条、中单2条、麻醉头架1个。

（9）膀胱截石位：腿架2个、棉垫2块、小软垫1个、一次性中单1条、绷带2卷、麻醉头架1个。

3. **环境准备** 手术间温度、湿度符合规范、清洁、安静，避免人员流动。

【实施】

1. **一般侧卧位** 适用于肺、食管、侧胸壁、侧腰部（肾及输尿管中上段）等手术（图15-1）。

（1）核对，解释，取得患者理解、配合。

（2）置双层支臂架于床垫下，患者健侧卧位90°（术侧在上）。

（3）摆放手的位置：两臂自然前伸，放于手板及支臂架上，垫以海绵垫，腋下垫一腋垫，距离腋窝约10cm，避免损伤腋神经。用束臂带固定双上肢。

（4）头下枕一 25cm 高的枕垫或头圈，使下臂三角肌群下留有空隙，防止三角肌受压。

（5）胸背部两侧各垫一个长沙袋，置于中单下固定（必要时加骨盆挡板，骨盆挡板与患者之间各置一小软垫，缓冲骨盆挡板对患者身体的压力），女性患者应考虑勿压伤乳房。

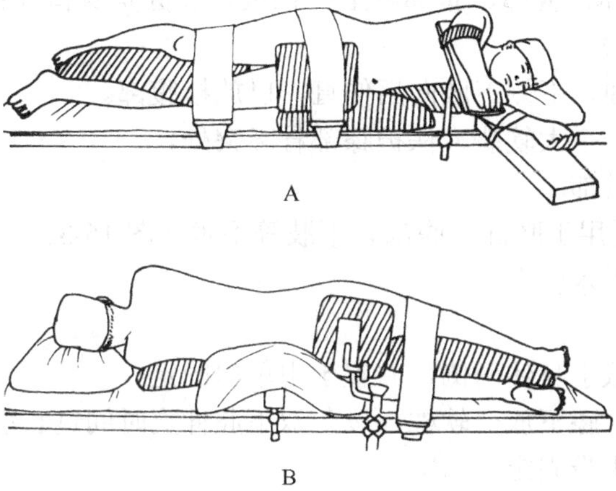

图 15-1 一般侧卧位

A. 侧胸壁手术；B.肾脏手术

（6）摆放腿的位置：下侧腿伸直，上侧腿弯曲 90°，有利于固定和放松腹部。两腿之间夹一大软垫，保护膝部骨隆突处。

（7）约束带固定髋部。

（8）上麻醉头架。

肾及输尿管中上段手术时，患侧肾区（肋缘下 3cm）应对准手术台腰桥，若无腰桥，用软垫垫高或将手术床的头、尾端同时摇低——“折床”，抬高腰部使腰部平直舒展，上侧下肢伸直、下侧下肢屈曲 90°，充分显露术野；大腿上 1/3 处用约束带固定；铺无菌巾后，升高腰桥。

2. 脑科侧卧位 适用于颅后窝（包括小脑、四脑室、天幕顶），枕大孔区，肿瘤斜坡脊索瘤手术等（图 15-2）。

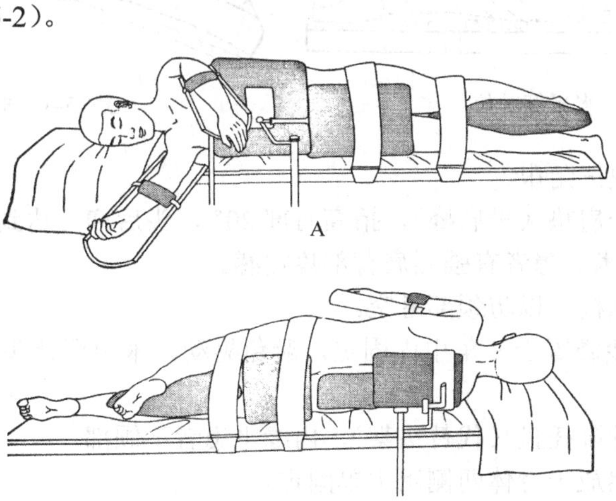

图 15-2 脑科侧卧位

A. 前面；B.后面

（1）患者侧卧 90°，背侧近床缘。

（2）头下垫头圈、一次性胶单，下耳郭置于圈中防止受压，上耳孔塞棉花球以防进水。

（3）腋下垫腋垫，距腋窝约 10cm，防止下臂受压，损伤腋神经。

（4）束臂带固定双上肢于支架上。

（5）于背部、髋部、胸部、腹部各上一挡板，以固定身体（挡板与患者之间置小方垫，缓冲对患者的压力）。

（6）上侧下肢屈曲、下侧下肢向后伸直，以放松腹部。

（7）两腿之间夹一个大软垫，保护膝部骨隆突处。

（8）约束带固定髋部。

3. 水平仰卧位 适用于胸部、腹部、下肢等手术（图 15-3）。

（1）患者仰卧于手术台上。

（2）头部垫头圈。

（3）双上肢自然放于身体两侧，并置于中单内固定。

（4）双下肢伸直，膝下放一软枕，以免双下肢伸直时间过长引起神经损伤。

（5）膝部用宽约束带固定。

（6）双侧足跟处垫足跟保护垫。

肝、胆、脾手术，术侧垫一小软垫，摇手术床使患侧抬高 15°，使术野显露更充分；前列腺摘除术，在骶尾部下面垫一软垫，将臀部稍抬高，利于手术操作；子宫癌广泛切除术，臀下垫一软垫，摇低手术床头背板 20°、腿部下垂 30°，肩部置肩托并用软垫垫好，防止滑动，充分显露术野。

4. 垂头仰卧位 适用甲状腺、颈前路术、腭裂修补，全麻扁桃体摘除，气管异物，食管异物等手术（图 15-4）。

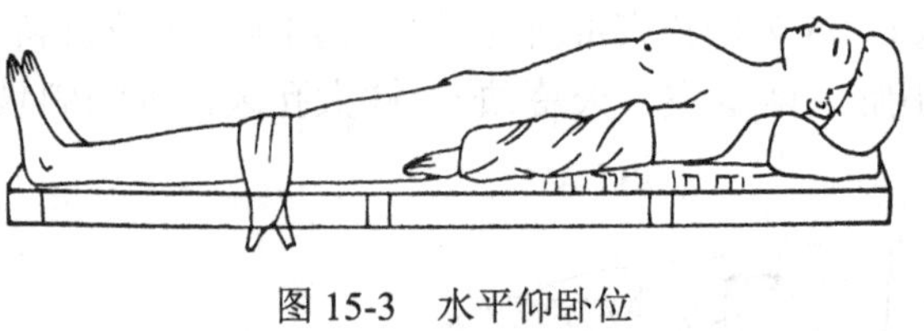

图 15-3 水平仰卧位

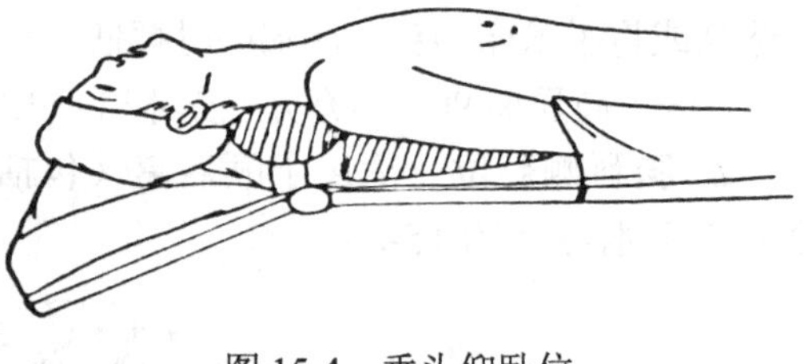

图 15-4 垂头仰卧位

（1）头下铺一块三角巾。

（2）双肩下垫一肩垫（平肩峰），抬高肩部 20°，头后仰，达到颈部充分显露即可，不宜过度后仰，以免术后患者有强烈肩背部疼痛感。

（3）颈下垫一圆枕，以防颈部悬空。

（4）头两侧用沙袋置于三角巾内固定，避免晃动，术中保持头颈部正中过伸位且不悬空。

（5）放置器械升降托盘（代替头架），内缘平患者下颌部。

（6）双下肢自然放于身体两侧用中单固定。

（7）约束带固定双下肢膝部。

（8）放置腿部托盘。

（9）整理用物，归位。

颈椎前路手术，头稍偏向手术对侧，以便手术操作；全麻扁桃体摘除，手术床头摇低5°～10°。

5. 斜仰卧位（45°）　适用前外侧入路、侧胸前壁、腋窝等部位手术（图 15-5）。

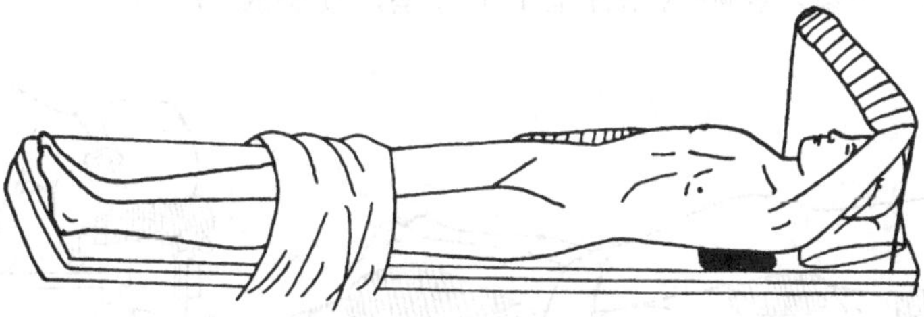

图 15-5　斜仰卧位 45°

（1）手术部位下垫一软垫，抬高患侧胸部，利于术野显露。

（2）患侧手臂自然屈肘、上举，棉垫包好，用绷带将患侧上肢悬吊固定在麻醉头架上（注意绷带不要缠绕过紧，不要将肢体裸露在麻醉头架上，以免在使用电灼器时烧伤）。

（3）健侧置一长沙袋，中单固定，防止身体滑动。其余同“水平仰卧位”。

6. 侧头仰卧位　适用耳部、颌面部、侧颈部、头部等手术（图 15-6）。

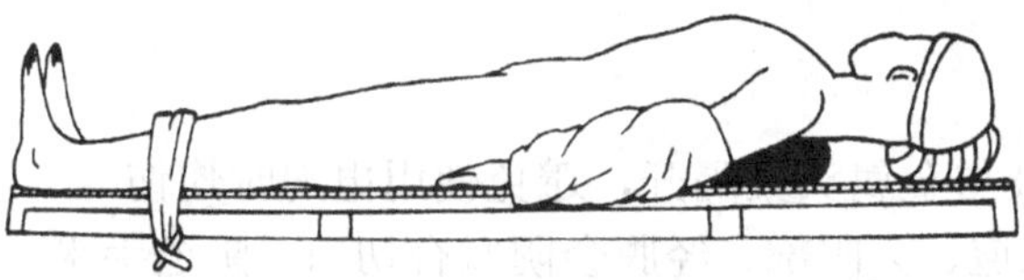

A

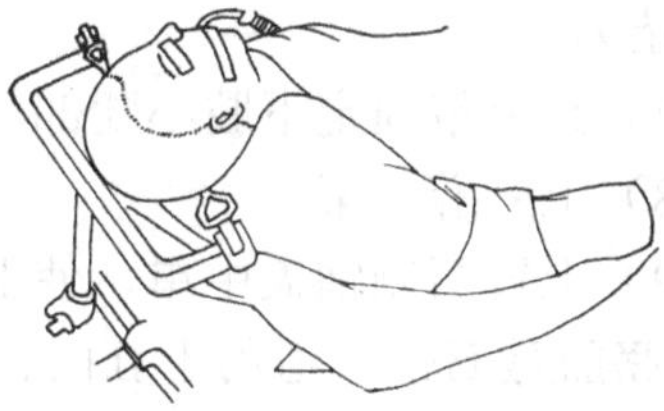

B

图 15-6　侧头仰卧位

A. 侧头仰卧位；B. 头架固定

（1）患者仰卧，患侧在上，健侧头下垫一头圈，避免压伤耳郭。

（2）肩下垫一软垫，头转向对侧（侧偏程度视手术部位而定）。其余同“水平仰卧位”。

颅脑翼点入路、凸面肿瘤摘除术，上头架，将头架各螺丝旋紧，防止头架零件滑脱，影响固定效果。同时，抬高手术床头10°～15°。

7. 上肢外展仰卧位　适用于上肢、乳房手术（图 15-7）。

患侧上肢外展于托手器械台上，外展不超过90°，余同“水平仰卧位”。

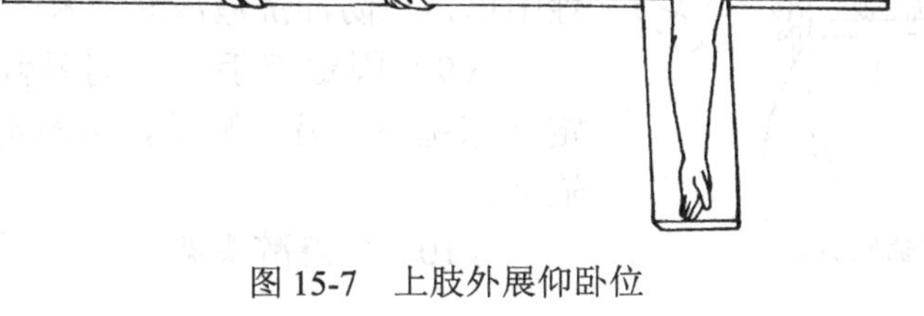

图 15-7　上肢外展仰卧位

8. 俯卧位 适用于颅后窝、颈椎后路、脊柱后入路、背部、骶尾部等手术（图 15-8）。

（1）头板托置于枕头下，“C”形凝胶抗压垫置于其上头端的漏空处。

（2）患者翻身俯卧于手术床上（术者协助），头转向一侧或置于凝胶垫上。

（3）双上肢自然放于头板托上（头两侧）或平放于身体两侧（全麻状态下）。

（4）胸部垫一胸垫，髂嵴两侧各垫 1 个方垫，使胸腹部悬空。

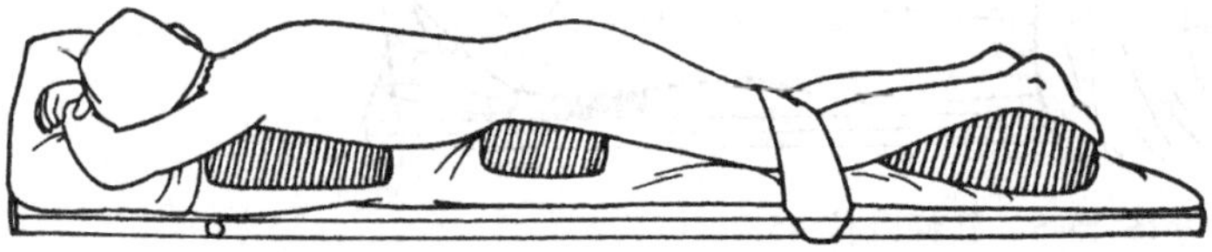

A

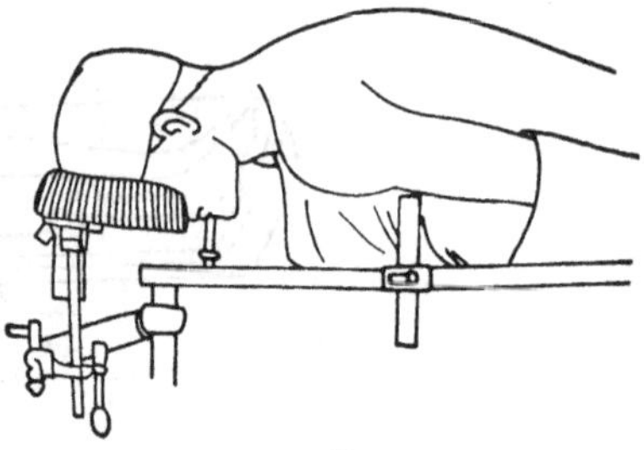

B

图 15-8 俯卧位

A. 基本姿势；B. 头架支撑

（5）膝部置于一方垫上。

（6）双踝置于脚垫上，使小腿关节自然下垂，防止足背过伸（如足上有静脉液体，先放脚垫）。

（7）约束带固定下肢小腿部。

（8）上麻醉头架。

（9）上臂两侧铺盖中单，使上肢与金属头架隔开，避免使用电刀时灼伤。

9. 膀胱截石位 适用于肛门、尿道、会阴部、经腹会阴联合切口、阴道手术、经阴道子宫切除、膀胱镜检查、经尿道前列腺电切割手术等（图 15-9）。

（1）患者仰卧于手术床上，脱去病号裤。

（2）将固定双手的中单下移至床的中下部。

（3）将腿架固定于床缘，并在其上面铺软布或抗压凝胶垫，备好束缚带。

（4）将患者向下平移，臀部移至手术床缘。

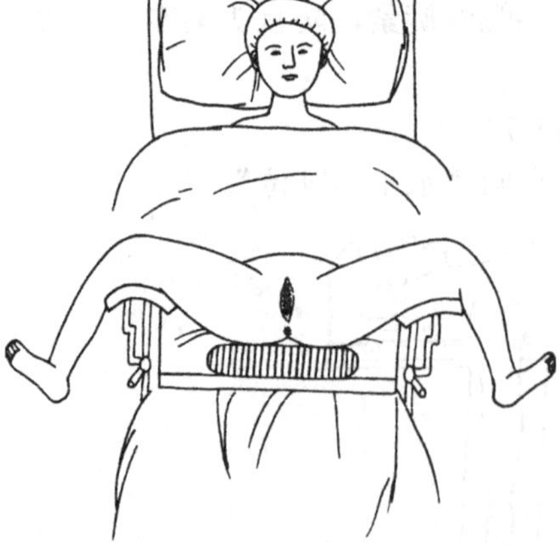

图 15-9 膀胱截石位

（5）两腿屈髋、屈膝置于腿架上，腿与腿架之间垫一棉垫，保持平整，防止皮肤压伤。

（6）调节腿架的角度和高度：两腿高度为仰卧时曲髋的高度、保持腘窝舒适、不受压；两腿宽度为生理跨度（45°），过大可引起大腿内收肌拉伤。

（7）绷带固定双腿。

（8）摇下手术床尾，臀下垫一小软垫，铺一次性中单，以防冲洗液浸湿手术床。

（9）固定双手：一侧手臂置于身旁，中单固定于床垫下，另一侧手臂可固定于托手板上供静脉输液。

（10）上麻醉头架。

【评价】

1. 物品准备齐全。

2. 手术体位满足手术要求，术野暴露充分。

3. 术后患者关节活动正常，皮肤无压伤，感觉无异常。

【健康教育】

1. 告知护士体位摆放要舒适，床单位要平整、干燥、柔软，在满足手术需求的条件下，达到手术患者安全舒适的目的。

2. 告知护士体位摆放，应考虑对呼吸、循环生理功能及皮肤的影响，保持机体功能。

3. 告知护士体位摆放要在安全、舒适的前提下，用约束带和固定架将患者固定稳妥，避免手术时因体位不稳造成的操作不便。

4. 告知护士体位摆放要充分暴露手术野，使视野清晰，操作方便。

5. 告知护士体位摆放要安全，手术中安置肢体要适当，手臂不可过度外展，骨隆突处、血管、神经无挤压，术中使用高频电刀时防止电灼伤。

6. 告知护士体位摆放要便于麻醉医生随时观察患者，便于实施抢救。

7. 告知护士体位摆放要充分考虑患者的个体差异，如患者过胖，手臂应置于支臂板上，风湿病患者要注意关节受损，活动受限程度。

【注意事项】

1. 侧卧手术体位

（1）固定上侧上肢的支臂架置于距腋窝约 15cm 的地方，防止臂丛神经及血管受损伤。

（2）腋窝部摆放时应注意留出空隙，以容纳一拳为宜，避免臂丛神经受损。

（3）下侧手臂用海绵包裹，呈功能位固定。

（4）双上肢远端关节应高于近端关节。

2. 仰卧手术体位

（1）手术时间过长时，骶尾部及骨突处皮肤应垫软垫加以保护。

（2）足跟部受压过久易出现压红甚至压疮，术中足跟与手术床面应保持 1cm 距离为宜。

（3）束腿带过紧会造成肢体血液循环受阻，固定时应松紧适度，以能容纳一手掌为宜。

（4）患者皮肤应避免接触金属物品，以防灼伤。

（5）体位摆放应保持头、颈、胸呈水平功能位。

3. 俯卧手术体位

（1）注意头颈部、肩关节、肘关节的保护。

（2）保护患者眼睛。

（3）术中应注意保持胸腹部悬空，以免影响呼吸。

（4）男性患者应防止会阴部受压，女性患者应防止乳房受压。

（5）胫前和足背交界处用脚垫垫起，保持拇指悬空，以保持踝关节的功能位，防止足下垂。

4. 截石手术体位

（1）双腿不能过度外展超过正常的生理限度。

（2）束腿带不可过紧，避免腓总神经及肌肉韧带的损伤。

【语言性沟通】

1. 操作前　您好，请问您叫什么名字？

张老师（张某某），您好，请您不要紧张，我是您今天手术的巡回护士，手术马上开始，我现在需要为您摆放手术体位，手术体位的摆放就是根据您的手术部位，通过调整手术床、利用体位垫、体位架、固定带等物品安置合适的手术体位，以便于充分暴露手术部位，保证手术的顺利进行。希望您能配合，好吗？

张老师，我先看一下您的皮肤和各关节活动情况。

您的皮肤完整、无破损，各关节功能良好，活动灵活。

2. 操作中　张老师，请您先向左侧侧卧。手术床较窄，请您躺好。在操作过程中若有什么不舒适您一定要及时告诉我。

张老师，我现在把您的下侧手臂用海绵包裹起来。请将您的双手臂向前伸出放于支臂架上。

张老师，请将您的左腿弯曲，右腿伸直。

张老师，约束带绑扎紧吗？

3. 操作后　张老师，手术体位已经摆放好了，有没有什么地方不舒适？

好的，手术马上开始，请您不要担心。

【课外知识拓展】

使用约束带的注意事项

使用约束带时，约束带下应垫衬垫，固定须松紧适宜，其松紧度以能伸入 1～2 手指为宜。注意每 15～30 分钟观察一次受约束部位的血液循环，包括皮肤的颜色、温度、活动及感觉等；每 2 小时定时松解一次，并改变患者的姿势，及给予受约束的肢体运动，必要时进行局部按摩，促进血液循环。记录使用护具的原因、时间、每次观察结果、相应的护理措施、解除约束的时间。

实训十六　外科常用手术器械识别

外科学是借助手术的方式为患者解除病患，而正确地辨认、使用及传递手术器械，是器械护士的基本功。

【目的】

1. 正确辨认外科常用手术器械。
2. 能描述常用手术器械结构特点和基本性能。
3. 能说出器械清洗的注意点和器械保养的方法。

【案例导入】

床号：13 床，姓名：刘某某，性别：女，年龄：30 岁。

患者因胆石症于后天早晨行胆囊切除术，现需准备手术用器械。

【评估】

1. 器械是否齐全完好，有无生锈。

2. 器械按使用先后分类排列整齐。

【计划】

1. 护士准备　着装整洁，洗手、戴口罩；符合实训室要求。

2. 用物准备　手术刀、手术剪、手术镊、血管钳及其他钳类、持针器、巾钳、组织钳、卵圆钳、牵开器、吸引器头、缝针、缝线等。

3. 环境准备　室内安静、整洁、光线及温度适宜。

【实施】

（一）手术刀

手术刀用于切割和解剖组织，由刀柄、刀片两部分构成。刀柄有长短之分，有 7 号、4 号、3 号三种号码。刀片分活动和固定两种，活动刀片有 6 号、9 号、10 号、11 号、12 号、15 号、20～24 号及双面刀片、植皮刀片等型号。一般情况下，4 号刀柄安装 20～24 号刀片；3 号和 7 号刀柄安装 10 号、11 号、12 号、15 号刀片，刀柄的选择取决于切割组织的深浅。固定刀片目前使用较少，如截肢刀、半月板刀（图 16-1）。

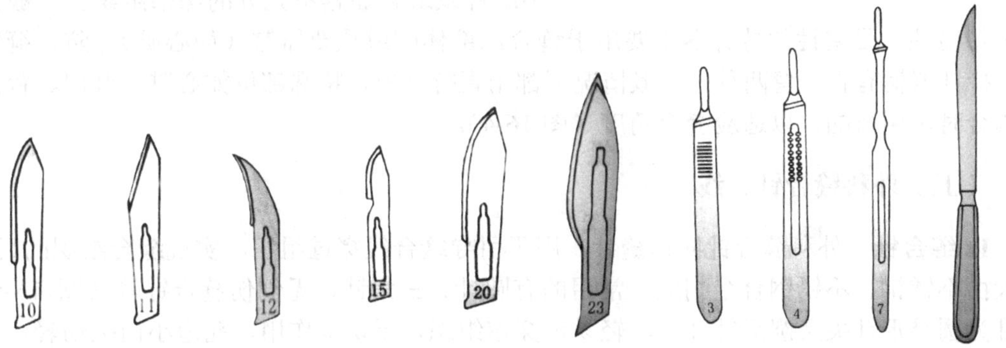

图 16-1　手术刀及刀柄

（二）手术剪

手术剪用于剪开组织、缝线或特殊材料，分组织剪、线剪、梅式剪、整形剪、膝状剪、子宫剪、眼科剪等（图 16-2），一般有直、弯、尖、钝、长、短不同的规格。线剪适用于剪线、引流物、敷料等用品；组织剪用于沿组织间隙分离和剪开、剪断组织；直剪用于浅部手术操作；弯剪用于深部手术操作。拆线剪专用于拆除切口缝线；骨剪用于剪断骨性组织；钢丝剪用于剪截钢丝、克氏针等钢制材料。

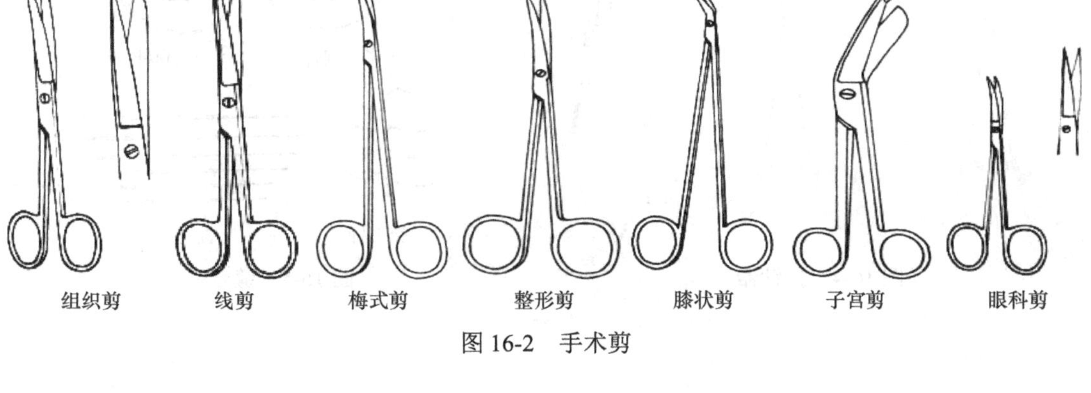

图 16-2　手术剪

（三）手术镊

手术镊用于夹持、稳住或提起组织，可辅助解剖及缝合组织。分为有齿和无齿两类，有长短、尖钝之分。有齿镊，夹持力强，对组织损伤较大，仅用于夹持较硬的组织，如皮肤、筋膜、瘢痕等，也可用于拆线时夹持线结；无齿镊，用于夹持所有组织及脏器；精细、尖头镊对组织损伤较轻，多用于血管、神经、整形美容等的手术操作（图 16-3）。

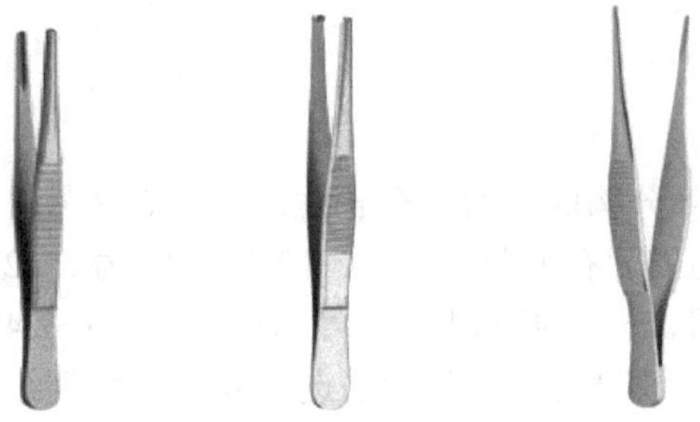

图 16-3　手术镊

（四）持针器

持针器又称针持，用于夹持缝合针、协助缝线打结，有不同的长度。持针器头端有纵横交错或突出的细小颗粒形成粗糙面，以增加摩擦力。持针器的前端有粗、细、带磁性、不带磁性之分。粗头持力大，固定缝针稳，术中最常用；尖头持力相对小，缝合操作范围也较小，故多用于夹持小缝针或缝合显露不充分的深部组织。一般持针器不带磁性，带磁性的持针器主要用于缝合深部体腔或重要器官（如心脏），防止缝针丢失。持针器柄有直、弯两种，一般情况下都用直持针器，特殊部位如心脏、肝门、肾门等处缝合时可用弯的，以适应缝合角度（图 16-4）。

（五）外科缝合针、线

1. 缝合针　外科缝合针简称缝针，用于引导缝合线穿过组织，实现缝合组织的目的。一般由不锈钢、不锈钢合金制成。常用的有圆针、三角针、无创伤缝合针等（图 16-5）。圆针为圆锥形针尖及圆滑针体，能轻易地穿透组织，无切割作用，孔道小而损伤轻，适用于缝合血管、神经、肌肉及内脏等软组织；三角针为针尖及针体截面均呈三角形，其锋利的针尖及切割型的刃缘，易于穿透坚韧、难以穿透的组织，但会留下较大的针道，以破坏周围组织、血管，损伤较大，多用于缝合韧带、皮肤、软骨、瘢痕等组织；无损伤缝针是将单股缝合线完整地嵌入针内，针柄平滑，缝合时不会扩大组织的创伤，适用于缝合血管、神经、角膜等管状或环形构造。以上各种类型的缝合针均有弯、直两种，直针在临床上使用较少。

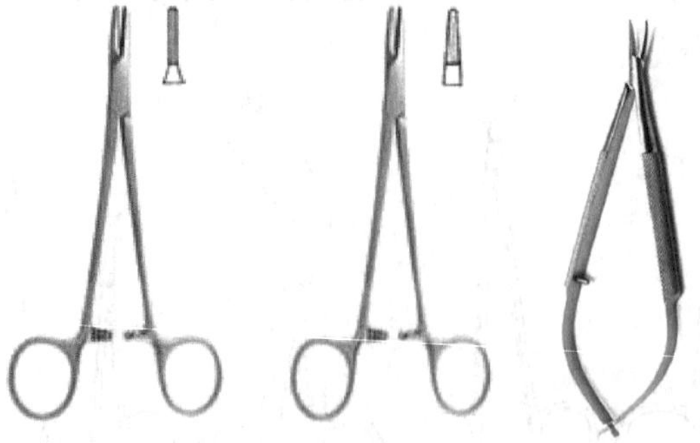

图 16-4　持针器

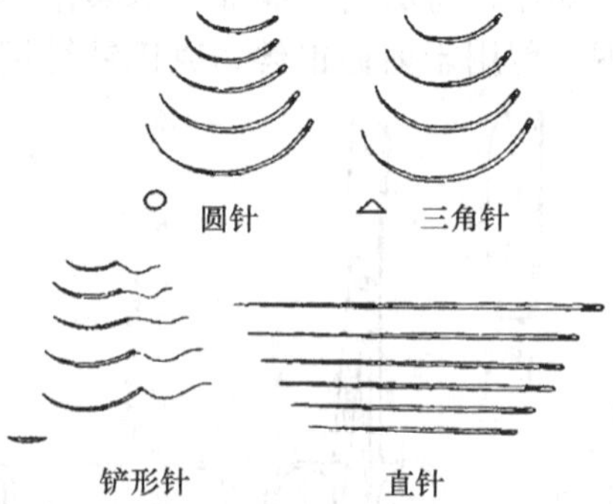

图 16-5　缝合针

2. 缝合线　外科手术缝合线简称缝线，用于各种组织缝扎止血、组织对合、牵引、残腔闭缩及导管固定等。

根据缝线的组织特性，分为可吸收缝线、不可吸收缝线两大类。不可吸收缝线有棉线、亚麻线、丝线、涤纶线、尼龙线、金属线、马尾线等。可吸收缝线有肠线及合成可吸收材料。

缝线有不同染色，丝线以黑色为主，吸收线以冷色为主。由于任何一种缝线对人体而言都是一种异物，都会产生不同程度的组织反应。因此，术中应根据组织缝合需要、患者经济能力恰当选择。理想缝线应具备打结牢、不易滑脱、直径小、拉力大、组织反应最轻微、能被组织吸收、价廉等特点。

（六）血管钳

血管钳又称止血钳，用于分离、钳夹组织和止血、协助持针、夹持敷料等。有不同长度（图 16-6）。

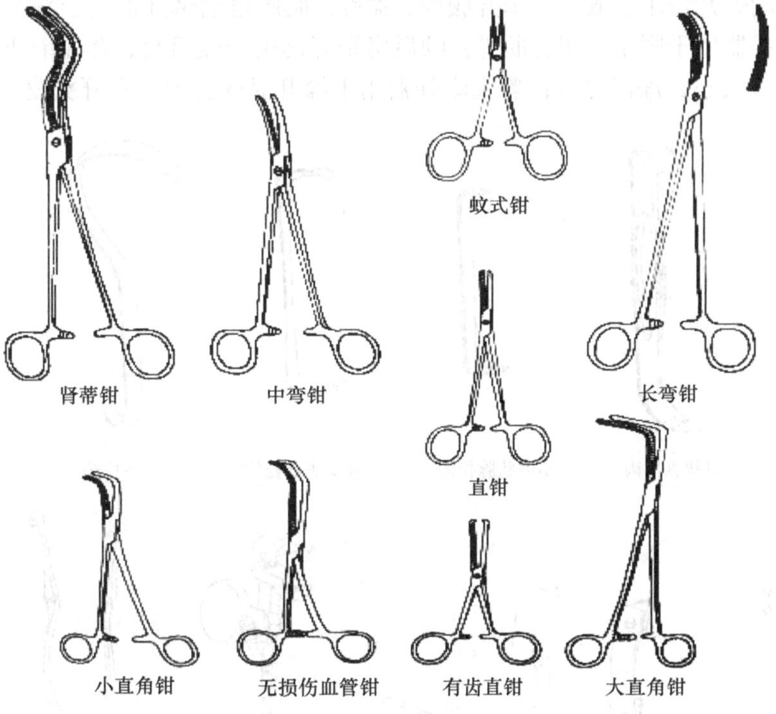

图 16-6　血管钳

按齿槽床可分为直、弯、直角、弧形。直血管钳分为有齿、无齿两种，直有齿血管钳多用于夹持较厚的坚韧组织或离断的组织；直无齿血管钳用于皮下组织止血；弯血管钳用于分离、钳夹组织或血管止血以及协助缝合；直角血管钳用于游离血管、神经、输尿管、胆道等组织及牵引物的引导，分为前端齿槽有横纹和直纹两种，直纹（又称密克脱钳）对组织损伤较轻；弧形血管钳（如肾蒂钳、心耳钳）用于夹持相应部位组织或集束钳夹、部分钳夹等。

按齿槽可分为半齿、全齿。绝大多数血管钳均为全齿钳。全齿钳根据长度，粗细、形状的不同有不同命名，如弯钳可分为蚊式钳（12.5cm），小弯钳（14cm），中弯钳（16cm、18cm），大弯钳（20cm、22cm），长弯钳（24cm、26cm），直角钳（18cm、22cm）。大弯钳头钝、弧度稍大，长弯钳头尖、微弯。血管钳对组织都有不同程度的压榨作用，故不宜直接钳夹皮肤、脏器及脆弱组织。无损伤血管钳主要用于夹持血管、神经及脏器组织。半齿钳目前使用较少。

（七）拉钩

拉钩又称牵开器，有不同形状、大小，用于牵开切口、显露术野。拉钩种类繁多，大小、形状不一，宜根据手术部位、深浅进行选择。甲状腺拉钩用于浅部切口牵开显露；双头腹部拉钩、创缘钩用于牵开腹壁；直角拉钩用于牵开腹壁及腹腔脏器；S 拉钩用于深部切口牵开显露；腹腔自动牵开器用于固定、牵开腹腔、盆腔；胸腔自动牵开器用于胸腔、腰部切口的牵开；肋骨合拢器用于固定、闭合肋骨；颅后窝牵开器用于颅后窝、脊柱牵开显露；爪钩用于牵开肌肉，有大小、深浅之分；乳突牵开器用于撑开显露乳突、牵开头皮（图 16-7）。

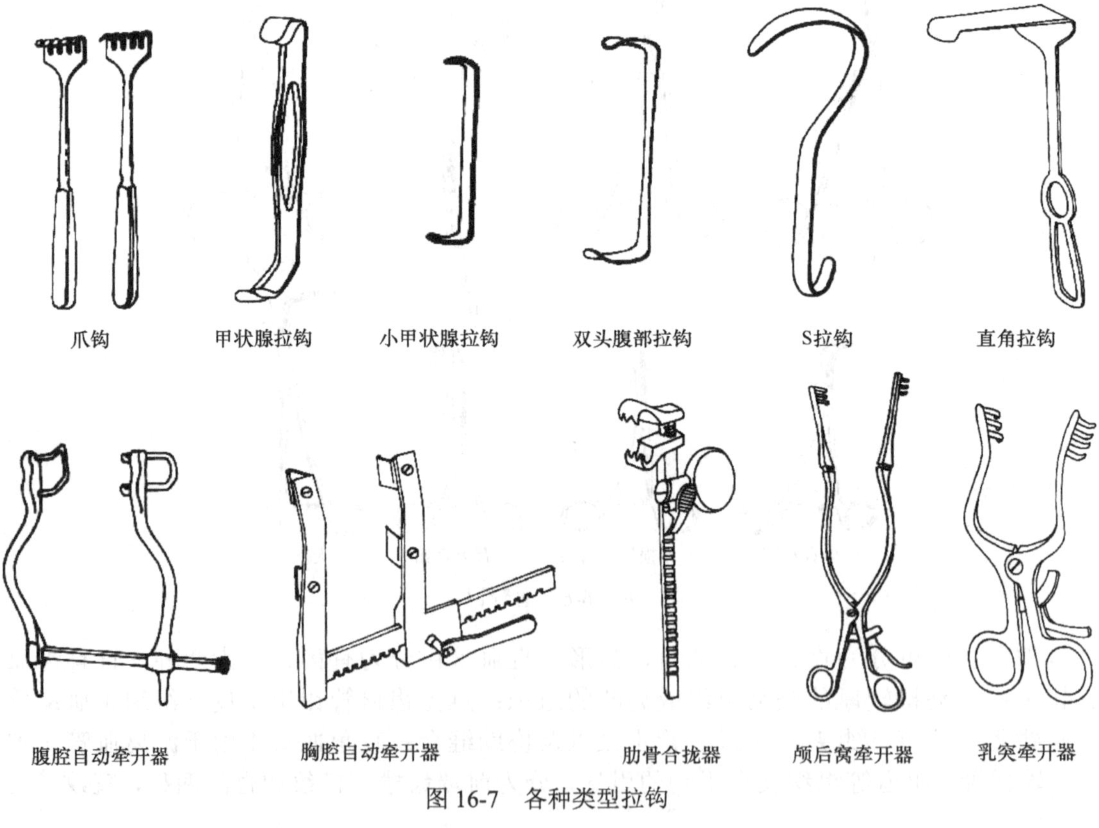

图 16-7　各种类型拉钩

（八）吸引器头

吸引器头用于吸出术野血液及脑、胸、腹腔内液体。有不同长度及口径。有直、弯两型。分为单管吸引头、侧孔单管吸引头、套管吸引头 3 种。侧孔单管吸引头多用于脑外科和 ENT 手术，其管壁中段有一小孔，可通过术者指腹按压调节负压吸引力量的大小；套管吸引头主要用于腹腔手术，其结构是在单孔吸引管基础上配多侧孔外套，可避免大网膜、肠壁等组织被吸附，堵塞吸引口（图 16-8）。

（九）刮匙

刮匙（勺）用于刮除切口坏死组织、肉芽组织、死骨或取松质骨块。有大小、锐钝之分，有直、弯两型（图 16-9）。

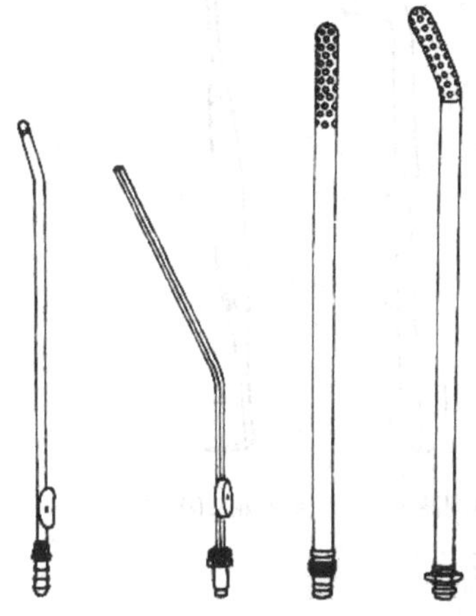

图 16-8　吸引器头

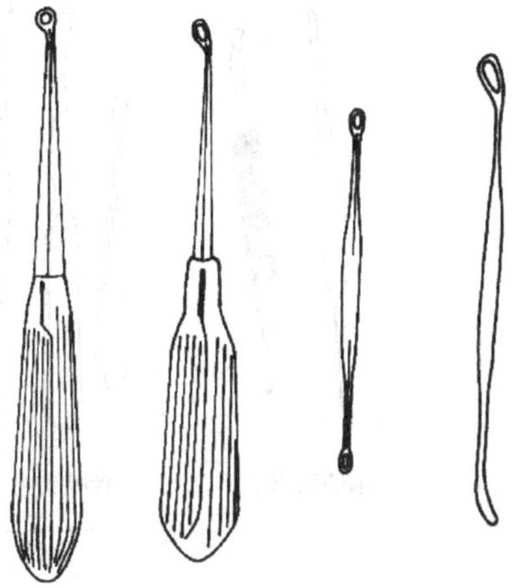

图 16-9　刮匙

（十）探针

探针又称探条或探子，有普通探针、专用探针两类。普通探针用于探查窦道、瘘管深浅及方向，分为圆探针、有槽探针两种。圆探针还可细分为可弯压和不可弯压，前者可任意调整形状，适应窦道走向，引导切开；后者多用于脓肿切开。专用探针一般指胆道探子、宫颈探子、尿道探子等，用于相应部位的探查或扩张，有不同大小型号（图 16-10）。

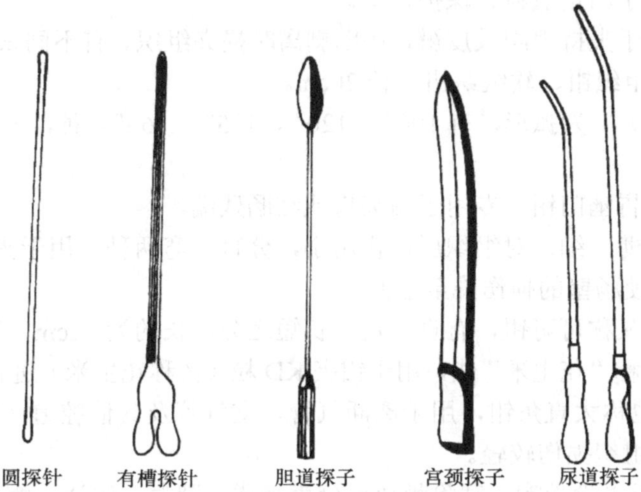

图 16-10　各种类型探针

（十一）剥离子

剥离子主要用于骨膜剥离。可分为脑膜剥离子、骨膜剥离子、神经根剥离子 3 大类。各类均有大小、长短之分。按其命名，剥离相应组织。脑膜剥离子两端扁平、薄、质地硬，还可用于肾窦粘连组织的剥离；骨膜剥离子又可细分为肋骨骨膜剥离子、一般骨膜剥离子两种，前者分左右侧、一式两把，后者前端分平头、尖头两种；神经根剥离子一端扁平、一端为直角钩，主要用于神经根的剥离、分离以及截骨时的神经保护（图 16-11）。

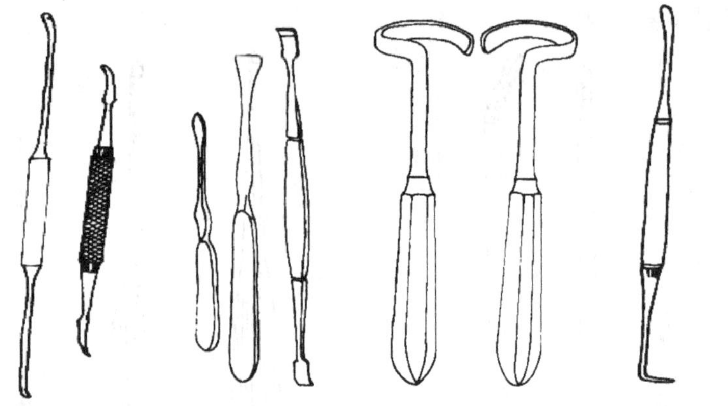

图 16-11　各种类型剥离子

（十二）其他器械

其他器械部分器械外关观见图 16-12。

1. 海绵钳　又称卵圆钳，分有齿、无齿两种。有齿海绵钳主要用于夹持敷料、物品；无齿海绵钳可用于提持脆弱组织如肠管、肺叶或夹持子宫等。

2. 肺叶钳　前端呈三角形，齿槽为直纹，对组织损伤较轻。用于提夹、牵引肺叶。

3. 阑尾钳　对组织损伤小，用于夹提或固定阑尾或输尿管等组织。

4. 布巾钳　用于固定敷料、保护切口。

5. 组织钳　用于夹持组织或皮瓣，协助剥离时提夹组织。有不同长度，前端分粗、细齿。细齿又称胸科组织钳、软组织钳，长 20cm。

6. 取石钳（勺）　为弧形，有 100°、120°、135°、160° 4 种，一式 4 把，用于夹取结石。

7. 胃钳　又称胃幽门钳，专用于钳夹胃或结肠残端。

8. 肠钳　齿槽薄、细，对组织压榨作用小，分直、弯两种。用于夹持肠管。使用时，于钳端外套胶管，使肠壁的损伤降至最低。

9. 有齿直钳　又称可可钳，有直、弯、长短之分，长的为 22cm，短的为 16cm。

10. KD 钳　也称“花生米”钳，用于钳夹 KD 粒（俗称花生米）进行组织的钝性剥离。

11. 气管钳　也称大直角钳，用于离断气管、支气管及其他腔道（如食管）组织。前端齿槽为直纹，对组织损伤较轻。

12. 骨凿　用于去除骨痂、截除骨块，分为平凿、圆凿、铲凿、峨眉凿 4 类。平凿前端呈扁平面者又称骨刀，前端呈斜坡面者，目前少用。

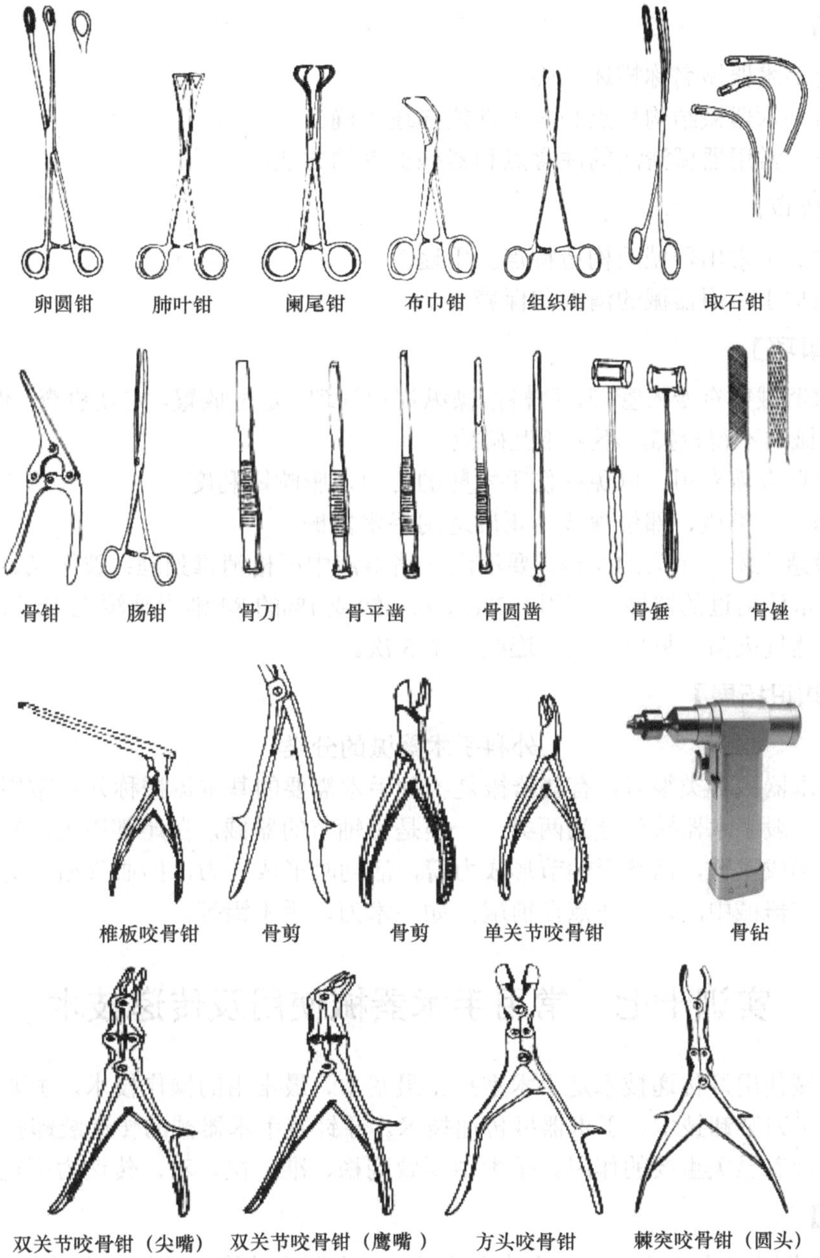

图 16-12　其他器械

13. 骨锤　用于协助骨凿截骨及物体的置入或取出。

14. 骨锉　用于锉平骨断端，使之变钝，避免刺破组织，导致出血。

15. 咬骨钳　用于咬除、修整骨组织，分单关节、双关节两大类，按咬骨钳的前端形状分为尖嘴、鹰嘴、圆头、方头 4 种。

16. 骨钻　用于骨钻孔，分手摇钻、电钻、气钻和高速磨钻 4 种。

【评价】

1. 常用手术器械名称描述正确。

2. 常用手术器械结构特点和基本性能描述正确。

3. 能说出常用器械清洗的注意点和器械保养的方法。

【健康教育】

1. 告知护士常用器械的构造特点及用途。

2. 告知护士常用器械的清洗和保养方法。

【注意事项】

1. 手术器械要有专人管理，严格按操纵规程处理，定位放置，定期检查、保养和维修。任何金属器械均不得投掷，不可相互碰撞。

2. 手术剪专剪专用，以免损伤手术剪的刃口，影响锋利度。

3. 根据手术类型、部位深浅，正确选用手术器械。

4. 一般感染术后污染的器械，要浸泡在消毒液中严格消毒处理；破伤风、气性坏疽等特异性感染术使用过的器械，应用0.2%过氧乙酸或1%的84消毒液浸泡1h后清水洗净，再打包高压蒸气灭菌，每日1次，连续消毒3次。

【课外知识拓展】

外科手术器械的分类

外科手术器械种类很多，有些器械是各种手术需要的基本器械称外科常用器械。根据杠杆原理，一般手术器械可分为两类：一类是带轴节的器械，在尾部用力，轴节做支点，尖端至轴节形成重臂，柄环至轴节形成力臂，活动时形成夹力，如血管钳、剪刀等；另一类是用力点在器械中间，工作点在前端，如手术刀、手术镊等。

实训十七 常用手术器械使用及传递技术

手术器械使用及传递技术是手术室护士最基本、最常用的操作技术，主要包括穿针引线技术、手术刀装卸技术、手术器械传递技术。穿针及手术器械的传递装卸技术的质量和速度对手术起着至关重要的作用。手术中要做到稳、准、快、对，传递力度适中。

【目的】

1. 熟练掌握穿针引线技术，及时传递手术医生所需针线，顺利完成手术。

2. 掌握手术刀的装卸方法及常用的手术器械的传递方式，熟练配合手术。

【案例导入】

床号：3床，姓名：李某，性别：男，年龄：52岁。

患者因胃癌行胃大部分切除术，现已入手术室，手术准备就绪，器械台已铺置，需器械护士配合完成术中器械传递及装卸。

【评估】

1. 评估手术器械性能是否完好。

2. 评估缝合针的针孔与针尖是否完整。

3. 评估手术刀柄和刀片型号是否配套。

【计划】

1. 护士准备 着装整洁，戴帽子、口罩，指甲不可过长，行外科刷手后穿无菌手术衣、戴无菌手套。

2. 用物准备 持针器、缝针、缝线、手术刀柄、手术刀片及其他钳、剪、镊等器械。

3. 环境准备 手术间温度、湿度符合规范、卫生符合规范，合理控制人员流动。

【实施】

（一）装、卸刀片法

手术时根据实际需要选择合适的刀柄和刀片。

1. 装刀片 装刀片时宜采用持针器夹持，避免割伤手指，安装时，用持针器夹持刀片前端背侧，将刀片与刀柄槽对合，稍用力向后拉动，使刀片向下嵌入刀柄槽中（图 17-1）。

2. 卸刀片 取下时，再以持针器夹持刀片尾端背侧，稍稍提起刀片，向上顺势推即可卸下（图 17-2）。

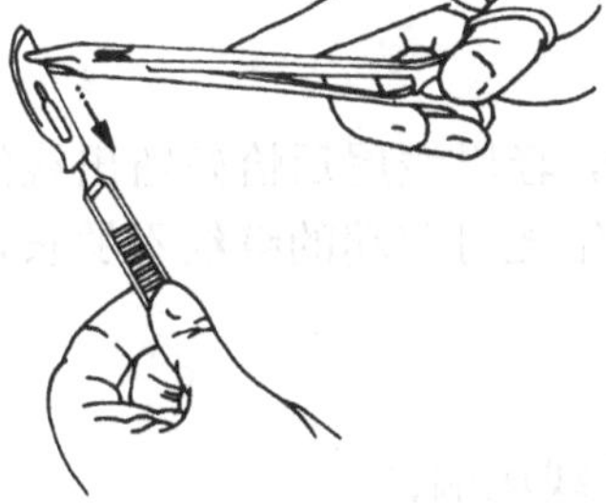

图 17-1 装刀片

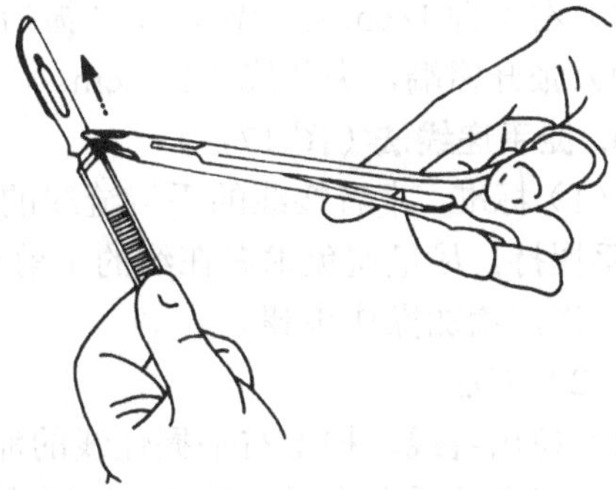

图 17-2 卸刀片

（二）穿针引线技术

常用的穿针引线法包括 3 种：穿针带线法、血管钳带线法、徒手递线法。

1. 穿针带线法（图 17-3）

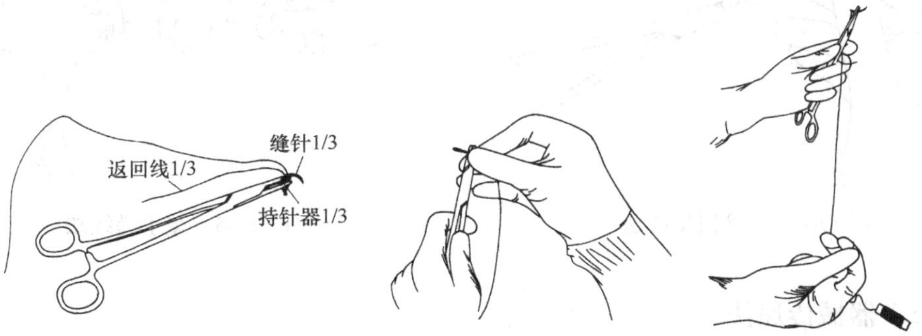

图 17-3 穿针带线法

A. 穿针带线标准；B. 穿针引线；C. 弹线法

（1）标准：穿针带线过程中要求做到 3 个 1/3，即回头线占总线长的 1/3；持针器夹持缝针在针尾的后 1/3 处，并稍向外上；持针器开口前段的 1/3 夹持缝针。这样，术者在缝扎时有利于进针、不易掉线。传递时，将线绕到手背或用环指、小指将缝线夹住，使术者接钳时不致抓住缝线影响操作。常用于血管组织结扎。

（2）方法

1）右手拿持针器，用持针器开口端的前 1/3 夹住缝针的后 1/3。

2）左手接过持针器，握住中部，右手拇指、食指或中指捏住缝线前端穿入针孔。

3）线头穿过针孔后，右手拇指顶住针尾孔，食指顺势将线头拉出针孔。

4）拉线过针孔 1/3 后，右拇指、食指将线反折，合并缝线后卡入持针器的头部。

5）若为轴线，右手拇指、食指捏住线尾，中指向下用力弹断线尾。

2. 血管钳带线法（图 17-4）

（1）标准：血管钳尖端夹持缝线要紧，以结扎时不滑脱、不移位为准。一般钳尖端夹持缝线 2cm 为宜，过多较易造成钳端的线移位，缝线挂不住组织而失去带线作用。传递方法同穿针带线。常用于深部组织结扎。

（2）方法

1）右手握 18cm 血管钳，左手拇指、食指持缝线一端。

2）张开钳端，夹住线头约 2cm。

3. 徒手递线法（图 17-5）

（1）标准：术者接线的手持缝线的中后 1/3 交界处，轻甩线尾后恰好留出线的前端给对侧手握持。尽量避免术者在线的中前部位接线，否则结扎时前端的缝线不够长，术者需倒手一次，增加操作步骤。

（2）方法

1）拉出缝线，护士右手握住线的前 1/3 处，左手持线尾端。

2）术者的手在中后 1/3 交界处接线。

3）术者接线时，双手稍用力绷线，以增加术者的手感。

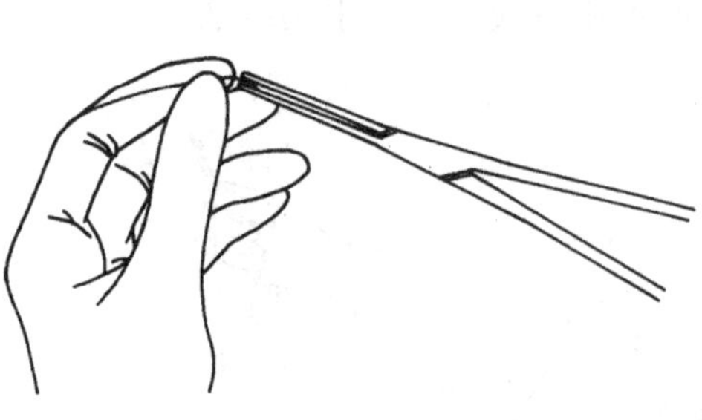

图 17-4　血管钳带线法

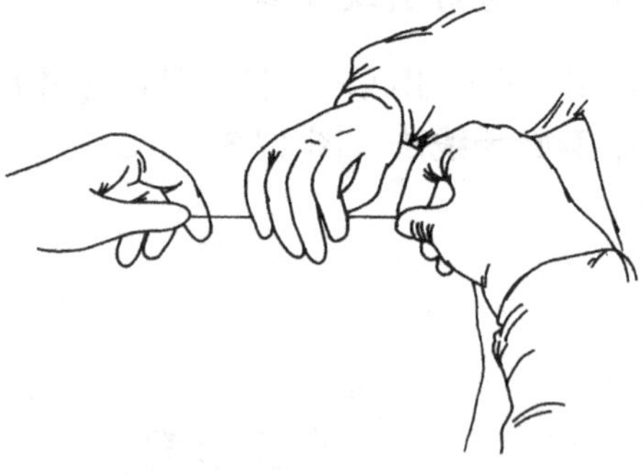

图 17-5　徒手递线法

（三）器械传递法

（1）手术刀传递方法：拇指与四指夹持刀背，刀刃向下，尖端向自己并水平传递（图 17-6）。

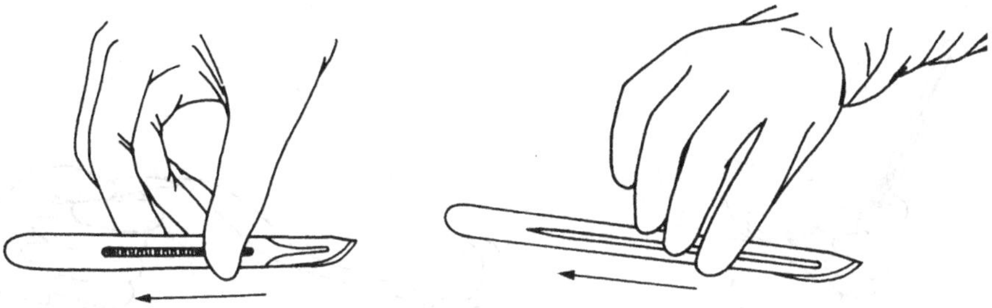

图 17-6 手术刀传递法

A. 同侧传递；B.对侧传递

（2）剪刀传递方法：洗手护士右手握住剪刀的锐利部，利于手腕部运动，适力将柄环部拍打在术者掌心上；弯剪刀应将弯侧向上传递。

（3）持针器传递方法：右手捏住持针器的中部，针尖向外侧，缝线搭在手背或用手夹持，利用手腕部运动，用适当的力气将柄环部拍打在术者掌心上。传递时避免术者同时将持针器和缝线握住（图 17-7）。

（4）止血钳传递方法

1）单手传递法：洗手护士右手握住止血钳前 1/3 处，弯侧向掌心，利用腕部适当力气的运动，将环柄部拍打在术者掌心上。分同侧、对侧传递（图 17-8A、B）。

2）双手传递法：又称交叉传递法，常用于颅脑手术。双手交叉同时传递止血钳，一手递给对侧手术人员，另一手递给同侧手术人员。注意传递对侧器械的手在上，同侧手在下，其余同单手法（图 17-8C）。

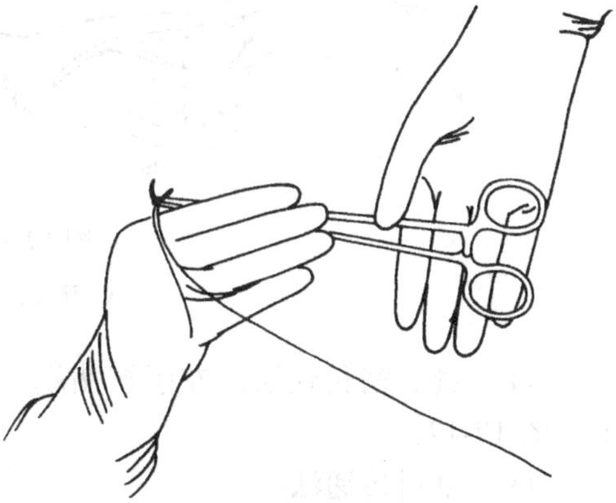

图 17-7 持针器传递法

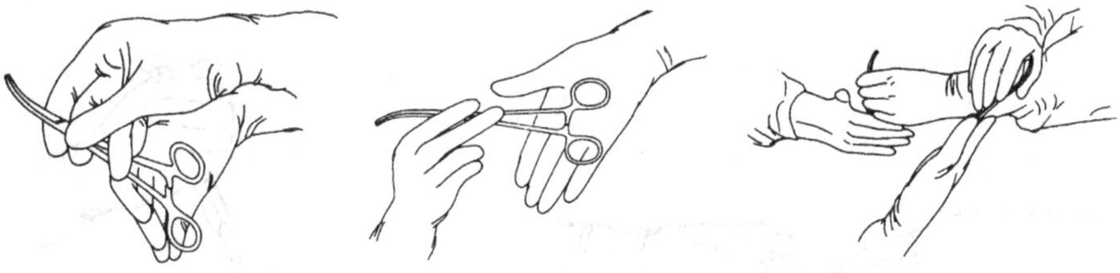

图 17-8 血管钳传递法

A. 单手同侧传递；B. 单手对侧传递；C. 双手交叉传递

（5）镊子传递方法：洗手护士右手握住镊子尖端，并闭合开口，水平式或直立式传递，让术者握住镊子中上部（图 17-9）。

（6）拉钩传递法：洗手护士右手握住拉钩前端，将柄端水平传递，注意传递前应用盐水浸湿（图 17-10）。

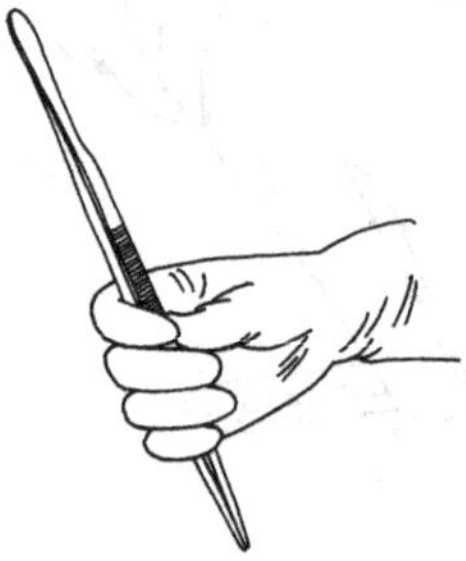

图 17-9　镊子传递法

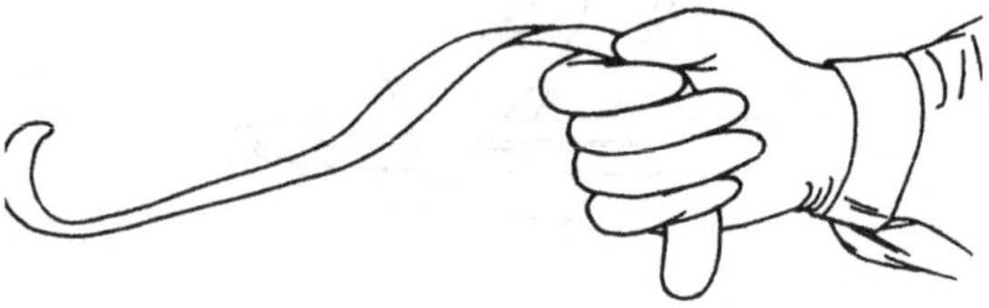

图 17-10　拉钩传递法

（7）咬骨钳传递法：枪状咬骨钳握轴部传递，术者手接柄。双关节咬骨钳传递握头端，术者手接柄（图 17-11）。

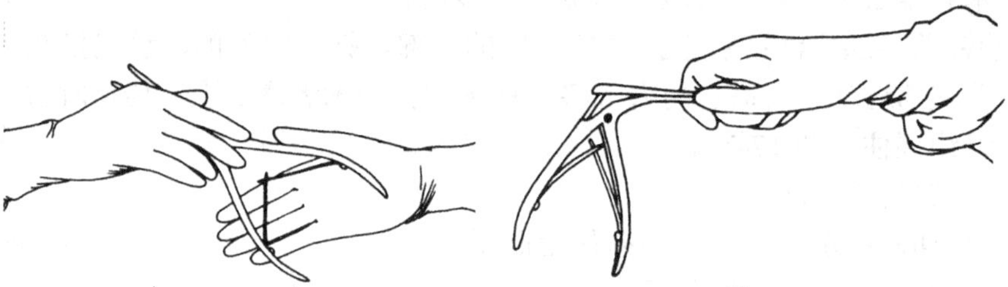

A　　B

图 17-11　咬骨钳传递法

A. 双关节咬骨钳；B. 枪状咬骨钳

（8）锤、凿传递法：左手握凿端，柄递给术者左手；右手握锤，手柄水平递术者右手（图 17-12）。

（9）辅料传递法

1）纱布、纱垫传递法：将纱布打开、浸湿，洗手护士分别拿住纱布的两端，呈角传递。固定带或纱布应留一端在切口外，不可全部塞入体内，以免遗留在组织中。

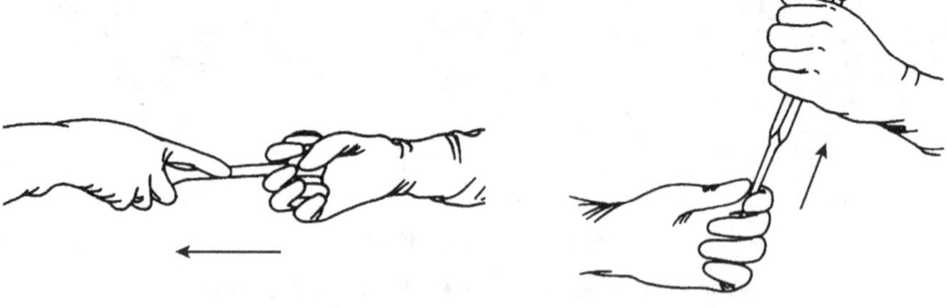

A　　B

图 17-12　锤、凿传递法

A. 锤传递法；B. 凿传递法

2）脑棉片传递法：多用于开颅手术时，将棉片贴放于组织表面进行保护性吸引。脑棉片一端要求有黑色丝线，以免遗留。稍用力拉，检查脑棉片质量。将棉片浸湿，器械护士以食指依托，水平传递，术者用镊子夹住棉片的一端（图 17-13）。

3）橡皮筋传递法：右手拇指、食指、中指及四指将皮筋撑开，套在术者的右手上（图 17-14）。用于多把止血钳的集束固定。

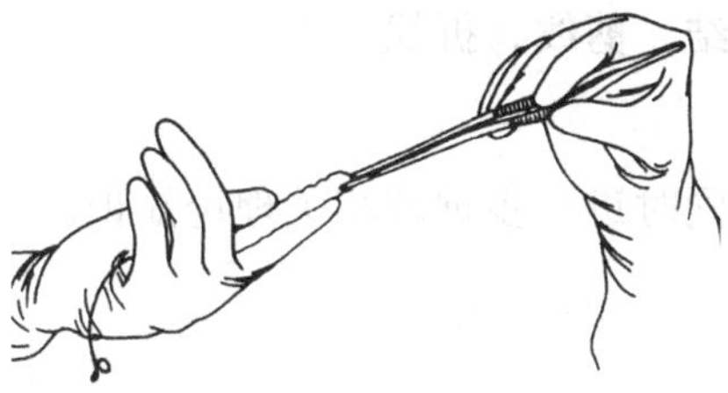

图 17-13　脑棉片传递法

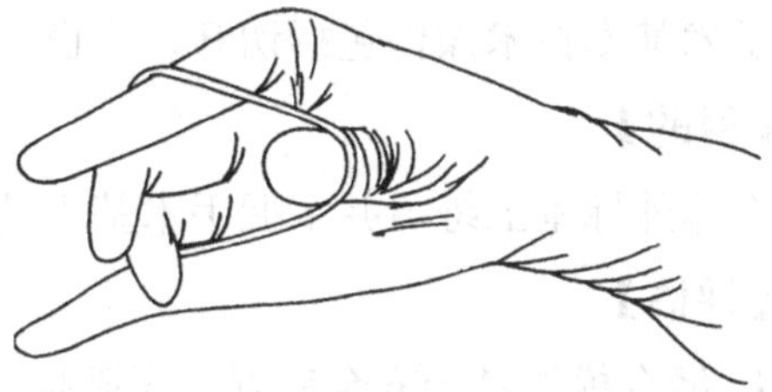

图 17-14　橡皮筋传递法

【评价】

1. 持针器夹针的部位符合要求，每分钟穿针引线至少 15 次。

2. 传递器械速度快、方法准、器械对，传递器械力度适宜。

3. 根据手术部位能够及时调整手术器械。

4. 及时收回切口周围的器械，未出现堆积、掉地等情况。

【健康教育】

1. 告知护士检查缝针、持针器的完整性。

2. 告知护士传递器械时要便于手术医生使用，无需倒手。

3. 告知护士及时收回切口周围的器械。

【注意事项】

1. 持针器夹与缝针的后 1/3 处，拉线过针孔要 7～8cm，约持针器的 1/3 长。

2. 刀片应用持针器夹持安装，切不可徒手操作，以免割伤手指。

3. 在持针器、手术刀等锐利器械传递和使用时，不可割伤自己或刺伤其他手术人员。

4. 向助手传递器械时要避开主刀医生的视野，从合适的位置传递，勿妨碍主刀操作。禁止从医生肩后或背后传递器械。

5. 传递器械应做到稳、准、轻、快，用力适度，以达到引起术者注意力为限。

6. 传递器械的方式应准确，以术者接过后无需调整方向即可使用为宜。

7. 传递带线器械，应将缝线搭到手背，以免术者接钳时抓住缝线影响操作。

8. 传递纱布、沙垫、棉片进行填塞止血时，一定做到心中有数，应该提醒一声将纱垫带或线头留于切口外，并按时取出。

9. 传递拉钩、纱布、纱垫前应先用盐水浸湿再递。

【课外知识拓展】

手术器械的保养

一把好的手术器械使用和维护恰当可以使用十年，延长手术器械的寿命，在使用前对手术器械的处理与使用后的处理，要恰到好处。有时手术比较多，对于手术器械消毒时间难以等待，一般就使用等离子灭菌，但会使器械腐蚀，使用几次，器械会出现大面积生锈的情况。手术过程中，被血液或组织污染，应适当地擦拭，并在无菌环境中用无菌蒸馏水冲洗，彻底冲洗可有效去除器械节点和缝隙处的血液及其他污染物，有利于延长器械的使用寿命。

实训十八　手术基本技术操作

手术基本技术操作包括切开、止血、缝合、打结、剪线、拆线。

【目的】

在体外标本上练习并掌握手术基本技术操作，同时进一步理解相关理论知识。

【评估】

1. 缝合模型是否齐全完好，无破损。

2. 器械是否齐全完好，无生锈，排列是否整齐，便于使用。

【计划】

1. 操作者准备　着装整洁，帽不露头发、口罩不露鼻，外科刷手后穿好无菌手术衣，戴无菌手套。

2. 用物准备　缝合模型、组织剪、线剪、有齿镊、无齿镊、血管钳、各种型号缝合针、缝合线、持针器、丝线等。

3. 环境准备　安静、清洁、舒适、明亮及温度适宜。

【实施】

（一）切开（皮肤切开）

1. 操作者与助手戴手套后，左手持纱布于切口两侧绷紧皮肤。

2. 术者右手持手术刀，于切口上缘垂直于皮肤下刀，刀尖刺破皮肤、皮下组织后向下倾斜手术刀，使手术刀刃与皮肤呈 45° 运刀，切开组织，至切口下缘，使刀尖与皮肤垂直止刀。用力适当、均匀，切口按解剖层次分层切开。

（二）止血

1. 压迫止血： 切开后，操作者及助手左手持纱布分别压迫出血点，进行压迫止血。

2. 钳夹止血： 操作者与助手右手持止血钳，用止血钳尖端钳夹出血点，对四周组织尽量少夹，至所有出血点都钳夹为止。

3. 结扎止血： 待出血点钳夹后，分别仔细结扎。助手协助把止血钳提起直立，以便术者将结扎线绕过（图 18-1），随即放低止血钳，使尖端翘起，第一结打好后，助手立即松开止血钳，此时将结继续扎紧，再打第二结，作成方结后剪线。

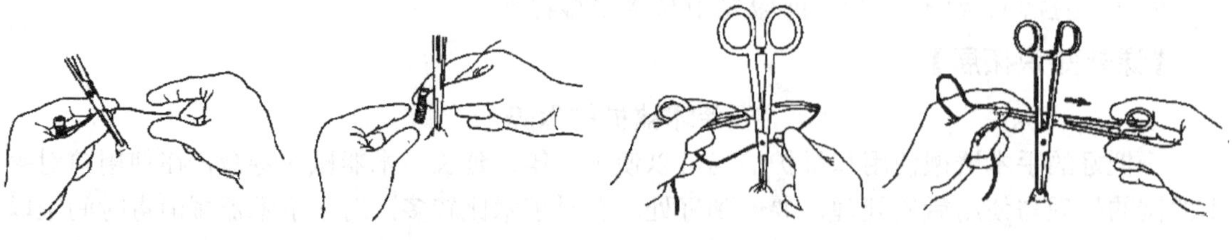

手递线头　　手递线卷　　器械递线头　　递带线钳

图 18-1　递线方法

（1）单手打结法（图 18-2）：双手持绳拉紧，右手小拇指将右绳压下，同时将左绳放在右手中指上，右手中指透过左手侧绳子将右手绳子挑起，交叉拉出系紧——第一结；右手拇指与中指捏住绳头，食指挑起绳头，放在左侧绳子上，顺势拉出系紧——第二结；同第一结方法打第三结。

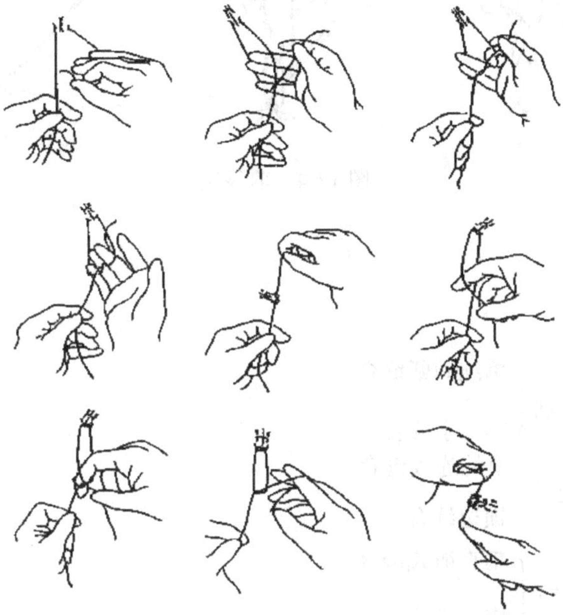

图 18-2　单手打结法

（2）持钳打结法（图 18-3）：第一结，左手持绳，右手持钳，先将钳放于线上，线绕钳端一圈，钳子尖端夹持另一线头拉出并向下拉线，左手持线向上拉紧；第二结，左手持绳，右手持钳，将钳放于线下，线绕钳端一圈，钳子尖端夹持另一线头拉出并向上拉线，左手持线向下拉紧。

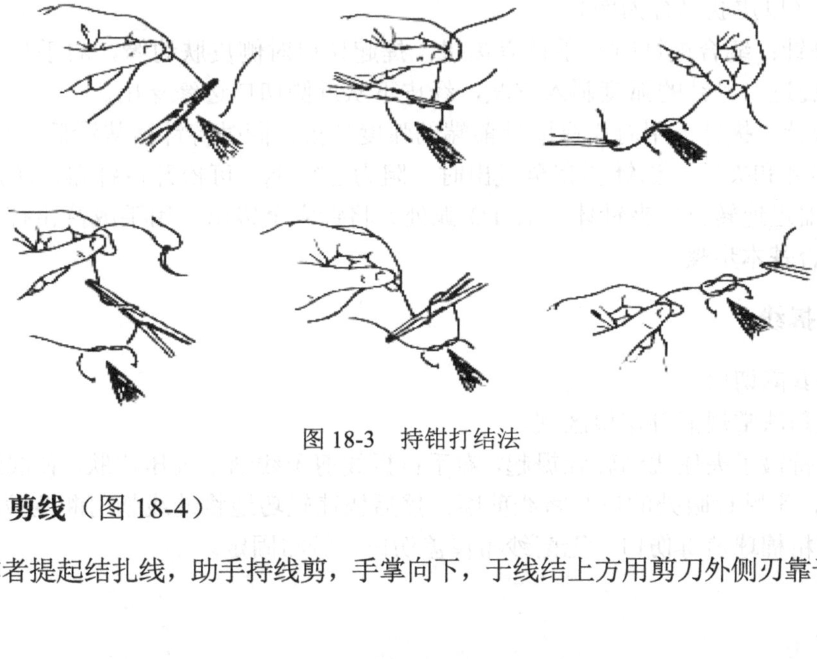

图 18-3　持钳打结法

（三）剪线（图 18-4）

1. 操作者提起结扎线，助手持线剪，手掌向下，于线结上方用剪刀外侧刃靠于结扎线上。

2. 持剪沿线下滑，剪刃碰到线结时向外侧倾斜 45°，避开线结剪断结扎线。

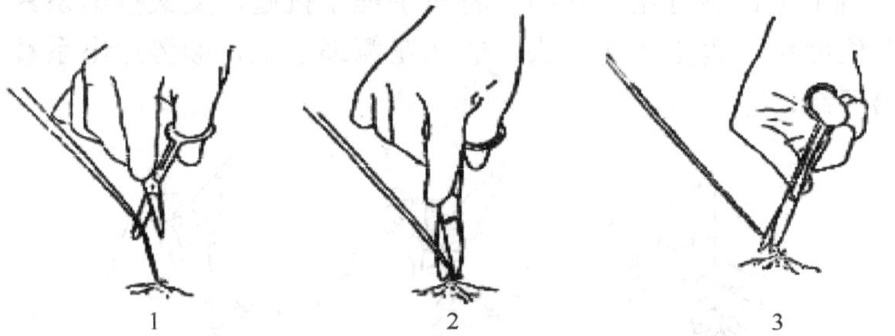

图 18-4　剪线法

（四）缝合

1. 分类

（1）单纯缝合法
- 间断
  - 单纯间断缝合
  - “8”字缝合
- 连续
  - 单纯连续缝合
  - 锁边缝合

（2）内翻缝合法
- 间断
  - 垂直褥式缝合
  - 横褥式缝合
- 连续内翻缝合

（3）外翻缝合法
- 间断
  - 垂直间断外翻
  - 水平间断外翻
- 连续外翻缝合

（4）荷包缝合法

2. 方法（以皮肤缝合为例）

（1）进针：缝合进针时左手持有齿镊，提起切口对侧皮肤边缘，右手执持针器，用腕部力由外旋进，顺针的弧度刺入皮肤，经皮下从近侧切口边缘穿出。

（2）拔针：拔针可用有齿镊顺针前端的弧度外拔，同时持针器从针后部顺势前推。

（3）出针和夹针：当针要完全拔出时，阻力已很小，可松开持针器，单用镊子夹针外拔，持针器迅速转位再夹针体（后 1/3 弧处）将针完全拔出，用手或持钳打结，助手剪线，完成缝合基本步骤。

（五）拆线

1. 充分暴露切口。

2. 按换药法常规消毒切口区域。

3. 左手持镊子夹住线结轻轻提起，右手持拆线剪于线结下轻压皮肤，使线结与皮肤之间留出间隙，平贴针眼处的皮肤将线剪断，然后快速轻巧地将缝线朝剪断侧拉出。

4. 用酒精棉球消毒伤口，无菌纱布覆盖伤口，胶布固定。

5. 整理用物，洗手，记录缝线拆除时间及伤口愈合情况。

【评价】

1. 操作过程顺利，切开、止血、结扎、缝合、拆线等基本手法正确。

2. 缝合无针遗漏，皮缘对合良好，针距、边距合适，无异物残留。

3. 切口愈合良好，拆线过程顺利，无线头残留。

4. 患者自感牵拉感及疼痛可以耐受。

【健康教育】

1. 向患者讲解切口缝合后的注意事项。

2. 教会患者减轻切口张力的方法，减少疼痛。

3. 向患者宣教拆线后注意事项，24 小时后可以沐浴，但不可用力揉搓伤口。

4. 指导患者做肢体的康复功能锻炼。

【注意事项】

1. 缝合时对合整齐；缝针应垂直刺入；皮肤缝合针距 0.5～1.0cm，胃肠缝合针距 0.2～0.3cm；结扎线松紧度合适；按层次缝合，不留残腔。

2. 无论用何种方法打结，第一结及第二结的方向不能相同，在打结的过程中，两手的用力均匀一致，避免滑结及对结扎组织牵拉、撕裂、撕脱等。

3. 剪线应在明视下进行，可单手或双手完成剪线动作。

4. 拆线时应注意不使原来暴露在皮肤外面的线段经过皮下组织以免导致细菌污染。

5. 一般缝线的拆除时间应结合切口部位、局部血液供应情况、患者的年龄及营养情况、切口的大小与张力等因素综合考虑来决定：头、面、颈部切口在术后 4～5 日拆线；下腹部、会阴部 6～7 日；上腹、背、臀部 7～9 日；四肢 10～12 日（近关节处还可适当延长一些）；减张缝合线 14 日拆除；已化脓切口应立即拆线；青少年患者可适当缩短拆线时间；年老、营养不良、糖尿病患者可延迟拆线时间。

第四节　常用导管和引流护理

实训十九　胃肠减压技术

胃肠减压技术是利用负压吸引和虹吸的原理，通过胃管将积聚于胃肠道内的气体及液体吸出，减低胃肠道内的压力和膨胀程度，解除或缓解肠梗阻所致的症状，对胃肠道穿孔患者可防止胃肠内容物经破口继续漏入腹腔，术后吸出肠道内气体和胃内容物，减轻腹胀，减少缝线张力和伤口疼痛，并有利于胃肠吻合术后吻合口的愈合，改善胃肠壁血液循环，促进消化功能的恢复。

【目的】

1. 解除或者缓解肠梗阻所致的症状。

2. 进行胃肠道手术的术前准备。

3. 术后吸出胃肠内气体和胃内容物，减轻腹胀，减少缝合张力和伤口疼痛，促进伤口愈合，改善胃肠壁血液循环，促进消化功能的恢复。

4. 通过对胃肠减压吸出物的判断，可观察病情变化和协助诊断。

【案例导入】

床号：24 床　姓名：李某某，性别：女，年龄：43 岁。

患者因突发腹痛 2 天伴肛门停止排便，昨日急诊来院就诊，入院诊断：急性肠梗阻。予以抗炎补液治疗，腹痛稍缓解，现需为患者行胃肠减压。

【评估】

1. 评估患者身体状况、合作程度。

2. 评估患者有无消化道狭窄或食管静脉曲张，鼻腔是否通畅，口腔有无义齿，鼻腔及插管周围皮肤、口腔黏膜情况。

【计划】

1. 护士准备　衣帽整洁，修剪指甲，洗手，戴口罩。

2. 用物准备

（1）治疗车上层

1）治疗盘内用物：胃管 2 根、治疗碗 2 个（内盛生理盐水或温开水）、镊子 1 把、止血钳 1 把；必要时备压舌板 1 根、弯盘 1 个、20ml 注射器 1 个、治疗巾 1 块、纱布 2 块。

2）治疗盘外用物：小药杯（内放液体石蜡棉球）、棉签、胶布、别针、手电筒、听诊器、胃肠减压器、无菌手套、执行单。

（2）治疗车下层：医疗垃圾桶、生活垃圾桶。

3. 环境准备　环境清洁，无异味。

【实施】

1. 核对医嘱及执行单，根据病情、年龄选择合适的胃管。

2. 携用物至患者床旁，再次查对床号、姓名、年龄。

3. 向患者及家属解释胃肠减压的目的及过程，并取得同意。

4. 协助患者取舒适卧位，昏迷患者取去枕平卧位。

5. 颌下铺治疗巾，酌情取义齿，置弯盘于口角旁。

6. 选择通气侧鼻腔，用湿棉签清洁鼻腔。

7. 测量插管长度，从发际至胸骨剑突处的距离。

8. 液体石蜡纱布润滑胃管，沿一侧鼻孔轻插入。

9. 当导管插至咽喉部（距门齿 14～15cm 处）时嘱患者做吞咽动作，随后迅速将胃管插入至预定长度。

10. 检查胃管是否在胃内，在胃内的表现为：将末端接注射器，可抽出胃液；用注射器从胃管注入 10ml 空气，用听诊器在胃部可听到气过水声；将胃管末端放入盛水碗中，无气泡逸出。

11. 固定胃管，注明胃管留置时间和长度。

12. 将胃管连接负压吸引装置，观察引流液的颜色，性质和量。

13. 致谢，交代注意事项，离开病房。

14. 整理用物并按消毒原则处理。

15. 洗手，记录。

【评价】

1. 测量准确，插管深度合适，胃管在胃内，胃液引流通畅。

2. 胃管和负压引流管连接紧密无误、固定稳妥。

3. 动作轻稳、熟练，患者无食管黏膜损伤、出血或其他并发症。

4. 患者安全、舒适、沟通有效，患者/家属对服务满意。

【健康教育】

1. 告知患者留置胃肠减压管期间禁止饮水和进食，保持口腔清洁。

2. 告知患者预防胃管脱出的方法。

【注意事项】

1. 昏迷患者留置胃管时，去枕后先将患者头部后仰，当胃管插入15cm时，将患者头部托起，使下颌靠近胸骨柄，以增大咽喉部通道的弧度，使胃管顺利通过会厌部，以免胃管误入气管。

2. 插管时动作轻稳，以免损伤食管黏膜。

3. 插管时如患者出现恶心，应嘱患者深呼吸或做哈气动作，暂停片刻后插入；如出现呛咳、呼吸困难、发绀等情况，应立即拔出，休息片刻后重新插入。

4. 保持胃管通畅和有效负压，定时向胃管内注入0.9% 氯化钠溶液10～20ml冲管，观察引流物的颜色、性质、量，记录24小时引流总量。

5. 胃肠减压期间，患者需禁食禁水，若需经胃管给药，先将药片碾碎溶解后注入，并用温水冲洗胃管，夹管30分钟。

6. 加强口腔护理，保持呼吸道湿润和通畅，必要时给予雾化吸入。

【语言性沟通】

1. 操作前　您好，请问您叫什么名字？让我看一下您的腕带信息。根据医嘱我现在要为您做胃肠减压。胃肠减压就是将胃管从您的鼻腔放入胃内，通过胃肠减压可以吸出您胃肠道内的气体和液体，这样可以减轻腹胀，缓解疼痛。

李阿姨，请问您有没有做过鼻腔手术？……那好，一会儿我就要给您置胃管了，置管过程会有点不舒服，但希望您能配合，以保证置管顺利进行，好吗？

我先看一下您的鼻腔情况。您的鼻腔情况良好，可以置管，请您稍等，我去准备用物。

2. 操作中　李阿姨，您看用物已经为您准备好了，现在我就要给您进行操作了，在操作过程中若有什么不舒适您一定要及时告诉我。

李阿姨，就要给您插管了，在插管过程中您要是恶心，可以张嘴哈气。导管到咽喉部时请配合我做吞咽动作。

3. 操作后　李阿姨，胃管已经为您放好了，有没有什么地方不舒适？在胃肠减压期间要禁饮禁食，注意不要使胃管滑脱，翻身时要避免胃管折叠 、受压、扭曲，下床时要妥善固定好胃肠减压器，咳嗽和打喷嚏时要注意扶住胃管。

如果您有什么不舒适请按床头呼叫器，我也会定时来看您的，谢谢您的配合。

实训二十　“T”形管引流护理技术

“T”形管引流技术是行胆总管手术时将一根“T”形引流管置入胆总管内，以引流胆汁和残余结石、支撑胆道、观察病情、造影取石的一种外科引流技术。

【目的】

1. 引流胆汁和减压，引流残余结石。

2. 支撑胆道，“T”形管造影等。

【案例导入】

床号：15 床，姓名：朱某某，性别：男，年龄：40 岁。

患者因胆囊炎合并胆囊结石，行胆囊切除并胆总管探查术，术后留置“T”形管引流。术后护士应如何做好“T”形管引流的护理及更换引流袋。

【评估】

1. 评估患者年龄、自理能力、活动能力、沟通能力、对引流的认知水平及知情程度、配合程度等。

2. 评估患者的身体状况，生命体征及腹部体征，如有无腹痛、发热、黄疸等。

3. 评估患者引流管基本情况，如引流部位，引流管周围皮肤的清洁度，有无皮肤完整性损伤、感染等。

【计划】

1. 护士准备　着装整洁，洗手、戴口罩。

2. 用物准备　治疗车、治疗盘内放引流袋，引流管、无菌手套 1 双、血管钳 1 把、棉签、碘伏、氧化锌软膏、弯盘、量杯、无菌治疗巾、别针等。

3. 环境准备　室内整洁、光线明亮、温度适宜。

【实施】

护理：

1. 妥善固定　牢固固定引流管。

2. 保持通畅　避免引流管折叠、扭曲、受压，活动时长度适宜，避免脱出。定期从引流管的近端向远端挤捏，以保持引流管的通畅。

3. 观察记录　定期观察 T 形管引流出的胆汁，并记录引出胆汁的量、颜色和性质。

4. 拔管　“T”形管一般放置 2 周，拔管前应抬高引流管放置位置、夹闭 1～2 天，并观察患者有无腹痛、恶心、发热、黄疸，观察患者食欲、大便颜色变化等。当胆道造影提示胆道通畅无残留结石，再继续开放“T”形管 24 小时，充分引流造影剂后，再次夹管 2～3 天，患者仍无不适即可拔管。

换管：

1. 核对医嘱，携用物至患者床旁。

2. 核对患者，向患者及家属解释更换引流管的目的及过程，并取得同意。

3. 关闭门窗或屏风遮挡。

4. 协助患者取舒适卧位，充分暴露“T”形管。

5. 戴无菌手套，铺无菌治疗巾。

6. 止血钳夹闭引流管，打开引流袋出口旋钮，将胆汁流入量杯中观察并记录胆汁的量、性质及颜色。

7. 取下旧的引流管及袋，放入医用垃圾袋中，“T”管接头端置于无菌治疗巾上，将新引流袋挂于床边挂钩上，出口处拧紧。

8. 碘伏棉签环形消毒引流管接头处，衔接新的引流袋，打开止血钳，观察有无胆汁流出，用别针将引流管妥善固定于床单上，引流管长度适宜。

9. 引流管口周围的皮肤用75%乙醇消毒，引流管周围皮肤涂抹氧化锌软膏并轻轻按摩后覆盖无菌敷料，胶布固定。

10. 调整卧位，安置引流管于合适位置，整理用物，洗手记录。

【评价】

1. 患者“T”形引流管引流有效，无胆道逆行感染。

2. 引流管更换过程顺利，操作熟练，无菌观念强，导管接头无污染。

3. 准确观察和记录胆汁的量、颜色、性质，并及时发现病情变化。

4. 注意人文关怀。

【健康教育】

1. 告知患者放置“T”形引流管的目的和重要性，告知患者不可自行拔出“T”形管。

2. 告知患者避免提重物或过度活动，以防导管脱出或胆汁逆流。

3. 指导患者选择低脂肪、高蛋白、高维生素易消化的食物，并定时进餐，避免过饱。

【注意事项】

1. 严格执行无菌操作，保持胆道引流管通畅。

2. 妥善固定好导管，操作时防止牵拉，以防“T”形管脱落。

3. 保持患者引流口周围皮肤清洁干燥，局部涂氧化锌软膏，防止胆汁浸渍引起局部皮肤破溃和感染。

4. 平卧时引流管远端不可高于腋中线，活动时“T”形管应低于伤口平面。

5. 拔管后可有短期局部渗液，应及时更换敷料。

【语言性沟通】

1. 操作前解释　您是朱某某，朱老师吗？朱老师，下午好，您今天感觉怎么样，您今天是手术后第二天，为了防止术后感染，遵医嘱要给您更换一下“T”形管的引流袋，请问您现在方便吗？

我现在先帮您检查一下“T”形管，请您配合一下好吗？

2. 操作中指导　朱老师，您别紧张，这项操作不会给您带来太大痛苦，如果您有任何不舒适，请及时告诉我好吗？

朱老师，我现在帮您在身下铺一块无菌巾。

朱老师，请问您现在有什么不舒适吗？

朱老师，您再坚持一下，引流袋马上就更换好。

3. 操作后嘱咐　朱老师，引流袋我已经帮您换好了，谢谢您的配合。请您注意保护“T”形管，翻身时不可过猛，小心“T”形管脱出，请您不要随意夹闭导管，一定要保持引流管通畅；注意不要将引流管提到高于引流口，如果要下床活动，“T”形管也不要高于伤口平面。

谢谢您的配合，您有事请用呼叫器叫我，呼叫器就在这儿，我也会经常来看您的。

实训二十一　胸腔闭式引流的护理

胸腔闭式引流是将引流管一端放入胸腔内，另一端接入比其位置更低的水封瓶，以便排出气体或收集胸腔内的液体，使得肺组织重新张开而恢复功能。

【目的】

1. 引流胸膜腔内积气、血液和渗液。
2. 重建胸膜腔负压，保持纵隔的正常位置。
3. 促进肺组织复张而恢复功能。
4. 更换引流装置，避免感染。

【适应证】

1. 中量、大量气胸，开放性气胸，张力性气胸。
2. 胸腔穿刺术治疗下肺无法复张者。
3. 剖胸手术后引流。

【案例导入】

床号：5 床，姓名：张某，性别：男，年龄：64 岁。

患者因反复咳嗽、咳痰十年，突发右侧胸痛伴呼吸困难 1 小时入院，查体：端坐呼吸，口唇肢端发绀（紫绀），右侧胸廓饱满，呼吸运动减弱，气管偏左，叩诊鼓音，右上胸语音震颤和呼吸音消失。X 线胸片显示右胸上 1/2 透亮度增加，未见肺纹理。诊断：慢性支气管炎，肺气肿并右侧自发性气胸，护士如何为患者行胸腔闭式引流护理？

【评估】

1. 评估患者是否为胸腔闭式引流适应证。
2. 评估患者的年龄、身体状况、自理能力、沟通能力、合作程度等。
3. 评估患者留置胸腔闭式引流管的目的。

【计划】

1. 护士准备　着装整洁，洗手、戴口罩。

2. 用物准备　听诊器、无菌胸腔闭式引流瓶、止血钳 2 把、胶布、无菌生理盐水、别针，棉签、碘伏。

3. 环境准备　室内安静、整洁、温度适宜，必要时适当遮挡。

【实施】

（一）护理

1. 核对医嘱，携用物至患者床旁。

2. 辨识患者，向患者及家属解释胸腔闭式引流的目的及过程，并取得合作。

3. 协助患者取半卧位，解开上衣。

4. 检查胸腔闭式引流管处有无渗血，固定是否牢固，由上至下检查引流管有无扭曲、打折。

5. 左手夹闭引流管，右手挤捏引流袋，检查引流装置是否密闭。

6. 嘱患者深呼吸、有效咳嗽排痰，观察引流管内液面的波动情况。

7. 观察胸腔引流袋内液体的颜色、性质和量。

8. 听诊双肺呼吸音。

9. 操作完毕，协助患者躺下。整理床单位，洗手。记录呼吸音，引流液的颜色、性质和量。

（二）换管（瓶）

1. 查对医嘱，查对上次更换引流管（瓶）的时间。

2. 备无菌引流瓶：

（1）打开无菌引流瓶包装，取出无菌瓶。

（2）按无菌操作法倒取无菌溶液于引流瓶内，使长玻璃管下端浸没于液面以下 3cm，并盖紧瓶盖。

（3）贴一横胶布条于引流瓶水平线上，并注明日期及加入的水量。

（4）将引流管一端接于引流瓶，另一端保持无菌状态。

（5）将用物放于治疗车上。

3. 携用物至床旁，辨识患者，查对上次引流管（瓶）的更换时间。解释更换引流管（瓶）的目的、意义，以取得患者的合作。

4. 将备好的引流瓶置于床下（位置低于胸腔 60～100cm），保护好与胸引管接头，使之保持无菌。

5. 分离引流管，用止血钳双重夹闭胸引管，取下原有引流管及引流瓶。

6. 碘伏棉签消毒胸引管接头 2 遍，将引流管接于胸引管上，并用胶布做十字粘贴固定，以防滑脱。

7. 用手轻拉胸引管与引流管，测试连接是否牢固，重新检查引流管（瓶）装置连接的准确性。

8. 将引流管盘绕于床上，用大别针将引流管固定，松开夹闭胸引管的止血钳。

9. 观察：请患者咳嗽或深呼吸，观察玻璃管内水柱波动情况，如无波动，需挤压引流管 3～4 次后，继续观察玻璃管内水柱波动情况。

10. 整理用物：消毒清洗引流装置。一次性引流装置弃入医用垃圾袋。床旁留 1 把止血钳，防止接头脱落或在搬动患者时使用。

11. 洗手，脱口罩，记录引流液的量、性质、颜色，引流装置是否通畅，是否有气泡以及更换的时间，患者有无皮下气肿等。

【评价】

1. 胸腔引流管固定良好，引流通畅，准确记录引流液颜色、性质和量。

2. 胸腔引流管内有少量液体引出，长玻璃管内水柱有波动。

3. 操作无污染，严格无菌操作原则。

【健康教育】

1. 体位指导 床头抬高（45°～60°），以利于胸腔内积液流出，同时也利于呼吸及循环功能，还可起到减轻伤口张力的作用。引流管应保持通畅，防止阻塞、扭曲、受压。

2. 咳嗽咳痰指导 鼓励患者深呼吸和主动咳嗽，以利于排出气管深部的痰液和胸腔内积气、积液，使肺复张。咳嗽排痰时，可扶患者坐起拍背，嘱其深吸气后咳嗽。对于无力咳嗽的老年患者，可一手按压住切口处，另一手的中指按压其胸骨上窝处，刺激气管，以引起咳嗽反射帮助其有效咳痰。

3. 下床活动指导 告知患者在床上可进行翻身、肢体活动。翻身及活动时需用手扶住引流管，避免引流管受压和脱落。根据患者的具体情况逐渐增加活动量，在活动过程中始终保持引流瓶直立位，长管的下口插至液面下 3～4cm，避免引流瓶倾斜甚至倒立，避免引流瓶中长管露出液面，并始终保持引流瓶的位置低于胸壁引流口 60～100cm，防止引流液逆流造成感染。

4. 意外脱管处理 告知患者及家属引流管从胸壁伤口滑脱时，立即用手捏闭伤口处皮肤，并通知医护人员做进一步处理。

【注意事项】

1. 保持导管的密闭和无菌：使用前要仔细检查引流装置的密闭性能，注意引流管及接管有无裂缝，引流瓶有无破损，各衔接处是否密封、牢固，水封瓶长管要始终没于水中 3～4cm，并保持直立位，更换引流瓶时，需双重夹闭胸腔引流管。

2. 严格无菌操作，防止逆行感染。按规定时间更换引流瓶和引流管；引流瓶应低于胸壁引流口 60～100cm，任何情况下不得高于患者胸腔；胸壁引流伤口周围用油纱布包盖严密；水封瓶内为无菌用水，必须由医护人员更换底液，防止逆行感染。

3. 有效体位：在病情允许下置半卧位，此体位利于呼吸和引流，鼓励患者进行咳嗽、深呼吸运动，利于积液排出，使肺充分扩张。

4. 维持引流通畅：任何情况下引流瓶不应高于患者的胸腔，以免引流液逆流入胸膜腔造成感染。防止引流管受压、折曲、阻塞。检查引流管是否通畅的方法是观察引流管是否继续排出气体和液体；水封瓶内长管中的水柱是否随呼吸上下波动，如水柱无波动，患者出现胸闷气促等症状提示引流不畅，应及时通知医生。如呼气和吸气时瓶内皆有气泡，要检查引流管是否从伤口脱出，并报告医生。

5. 妥善固定：引流管长度约为 100cm，妥善固定于床旁，避免打折造成引流不畅。运送患者时要夹住引流管；下床活动时，引流瓶的位置应低于膝关节，并保持其密封，若引流管从胸腔滑脱，立即用手捏闭伤口处皮肤，及时报告医生，消毒处理后用凡士林纱布封闭伤口。

6. 切观察引流量，第 1 个 24h 内不应超过 500ml，且引流液逐渐减少，颜色逐渐变淡，如每小时超过 100ml，要密切监测生命体征并报告医生。

7. 引流装置应每日更换，如引流液多时要及时更换引流瓶。

【语言性沟通】

1. 操作前　您好，请问您叫什么名字？让我看一下您的腕带信息。（张某）张大爷，您好，为了避免感染，我现在要为您换一下胸腔闭式引流瓶。更换时不会引起您明显不适，请您放心。

2. 操作中　张大爷，我给您把床摇高一点。我先检查一下胸腔闭式引流管，请您配合我做深呼吸和咳嗽、咳痰动作好吗？

张大爷，我给您听一下肺部呼吸音。

张大爷，您的呼吸音还是有点弱，需要继续闭式引流。我现在帮您更换闭式引流瓶。

3. 操作后　张大爷，引流瓶我已经给您换好了，在引流过程中请您保持半卧位姿势，以利于引流，同时也利于呼吸及循环功能，还可减轻伤口张力。引流管要避免阻塞、扭曲、受压。

张大爷，引流过程中请您定时做深呼吸和咳嗽，咳嗽排痰时可坐起，家属帮助拍背，深吸气后咳嗽。如果无力咳嗽，可一手按压住切口处，另一手的中指按压胸骨上窝处，刺激气管，以引起咳嗽。

张大爷，引流期间，您需要在床上进行翻身和肢体活动，但是翻身及活动时需用手扶住引流管，避免引流管受压和脱落。活动时要始终保持引流瓶直立位，长管的下口插至液面下 3～4cm，引流瓶不可倾斜甚至倒立，引流瓶中长管不可露出液面，引流瓶的位置要始终低于胸壁引流口 60～100cm，以免引流液逆流造成感染。

张大爷，引流过程中如果不小心将引流管从胸壁伤口拔出了，请立即用手捏住伤口处皮肤，然后通知医护人员做进一步处理；如果引流管衔接处断开了，请立即用这把止血钳将近端导管夹闭，千万不要自己把导管接起来。

张大爷，引流期间的注意事项比较多，您都记下了吗？

好的，您还有什么需要吗？如果您有什么不舒适请按床头呼叫器，我也会定时来看您的，谢谢您的配合。

【课外知识拓展】

胸腔闭式引流术的分类

1. 肋间细管插管法　一般用于排出胸内积液，积气或抢救时应用。因管径较细，操作简单，临床上经常应用。但其对排出较稠的液体如积血、脓液等不太通畅。

2. 肋间粗管插管法　就是经肋间插入一个稍粗一点的管，操作简单，又可引流大部分不是十分黏稠的液体。但此法长时间带管容易引起疼痛。

3. 经肋床插管法　因此法切除一小段肋骨，经肋骨床插管，可插入较粗的引流管，并能通过手指或器械分离胸内感染分隔，因此，适用于脓液较黏稠的具有感染风险的病例，并可长时间带管。但其缺点是损伤较大，手术复杂。

实训二十二　膀胱冲洗技术

膀胱冲洗是通过导尿管将溶液灌入膀胱内，再借助虹吸原理将灌入的液体引流出来的方法。

【目的】

1. 对留置导尿管的患者，保持其尿液引流通畅。

2. 清除膀胱内的血凝块、黏液、细菌等异物。

3. 治疗某些膀胱疾病，如膀胱炎、膀胱肿瘤。

【案例导入】

床号：1 床，姓名：李某，性别：女，年龄：36 岁。

患者因患膀胱炎住院治疗，遵医嘱需要进行膀胱冲洗。

【评估】

1. 评估患者病情，向患者解释，取得合作。

2. 评估环境是否安全、安静，可采取适当遮挡。

【计划】

1. **护士准备** 着装整洁，洗手、戴口罩。

2. **用物准备** 治疗车，消毒治疗盘，医嘱单，膀胱冲洗标示牌，无菌换药盘 2 个（镊子 2 把、0.25%碘伏棉球 6 个），膀胱冲洗液，加温罐，一次性膀胱冲洗器，消毒液，止血钳 1 把，一次性手套，尿垫，无菌镊子罐，无菌引流袋 2 个，别针 1 个。

3. **环境准备** 保持环境安全、整洁，温度适宜，必要时适当遮挡。

【实施】

1. 核对医嘱，携用物至患者床旁。

2. 辨识患者，向患者及家属解释膀胱冲洗的目的并取得合作。

3. 协助患者取合适体位。

4. 将膀胱冲洗液悬挂在输液架上，连接冲洗装置，“Y”形管一头连接冲洗管、另外两头分别连接导尿管和尿袋。连接前对各个连接部进行消毒。

5. 夹闭尿袋，打开冲洗管，根据医嘱调节冲洗速度。

6. 夹闭冲洗管，打开尿袋，排出冲洗液。如此反复进行。

7. 在持续冲洗过程中，观察患者的反应及冲洗液的量及颜色。评估冲洗液入量和出量，膀胱有无憋胀感。

8. 冲洗完毕，取下冲洗管，消毒导尿管口，接尿袋，妥善固定，位置低于膀胱，以利引流尿液。

9. 整理：协助患者取舒适卧位，整理用物，洗手，记录。

【评价】

膀胱冲洗、引流均通畅，引流管妥善固定。

【健康教育】

1. 指导患者在持续膀胱冲洗期间保持合适卧位，防止引流管及冲洗管打折、弯曲、受压，脱出等情况发生，保持通畅。

2. 指导患者在膀胱冲洗期间保持引流袋低于耻骨联合水平，防止逆行感染。

3. 告知患者不得随意调节冲洗的滴速。

4. 教育患者停止膀胱冲洗后应多饮水，保证尿量大于 2000ml/d，以达到自身冲洗作用。

5. 指导患者在留置尿管期间防止尿管打折、弯曲、受压，脱出等情况发生，保持通畅。

【注意事项】

1. 加强巡视，观察冲洗液的颜色、性质、量，并做好记录，有异常及时与医生联系。

2. 冲洗时冲洗液瓶内液面距床面约 60cm，冲洗速度根据引流液的颜色、量进行调节，一般为 80～100 滴/分。

【语言性沟通】

1. 操作前解释　请问您叫什么名字？（李某）李女士，您好，遵医嘱现在要给您进行膀胱冲洗，可以消除您的炎症，您看现在方便吗？

2. 操作中指导　李女士，操作过程中，如果您有什么不适请及时告诉我。

3. 操作后嘱咐　李女士，膀胱冲洗已经结束了，谢谢您的配合。您要是有什么不舒服请用呼叫器叫我，呼叫器就在这儿，我也会经常来看您的。

实训二十三　脑室引流护理技术

脑室引流是指经颅骨钻孔或锥孔穿刺侧脑室，放置引流管将脑脊液引流至体外，是颅脑手术后常用的控制颅内压、引流脑室积血、降低伤口脑脊液漏的治疗措施之一。

【目的】

1. 术中做脑室穿刺放出侧脑室脑脊液，便于手术操作。

2. 颅内压增高者，引流脑脊液，维持一定的颅内压。

3. 开颅手术后，引流血性脑脊液，减少脑膜刺激征及蛛网膜粘连。

【案例导入】

床号：5 床，姓名：林某，性别：男，年龄：46 岁。

患者近 2 年来间断性头痛发作，近 1 个月来发作频繁，伴恶心、呕吐、视物模糊，呕吐呈喷射性，呕吐后头痛略缓解。查体：神志清楚，双眼视力下降，腰椎穿刺示脑脊液压力 360mmH_2O。颅脑 CT 示：双侧脑室、第三脑室扩大、变形，第四脑室形态尚可。已行脑室引流降压，护士应如何做好脑室引流的护理？

【评估】

1. 患者的年龄、自理能力、沟通能力、合作能力。

2. 评估引流液的量、颜色、性质和引流速度，引流部位敷料有无渗血、渗液。

【计划】

1. 护士准备　着装整洁，洗手、戴口罩。

2. 用物准备　治疗车、无菌治疗盘、新引流袋、换药碗 2 个、镊子、纱布、棉球多个、无菌治疗巾 2 张、棉签、碘伏、直尺、弯盘、无齿血管钳、无菌手套。

3. 环境准备　室内整洁、安静，温度适宜。

【实施】

1. 核对医嘱，携用物至患者床旁。

2. 辨识患者，向患者及家属解释脑室引流的目的并取得合作。

3. 暴露引流管与引流袋/瓶连接处，引流管下铺治疗巾，置弯盘。

4. 戴手套，用止血钳夹紧引流管近端，分离引流管与引流袋/瓶接头。

5. 由内向外消毒引流管管口及外周，在无菌条件下将新的引流袋/瓶与引流管连接。

6. 松开止血钳观察引流情况，确认引流通畅，固定引流袋/瓶——将新的引流袋悬挂于床头，引流管口应高出脑室平面 10～15cm。

7. 整理用物，洗手，记录。

【评价】

1. 操作正确，引流通畅。

2. 患者未出现感染、出血和颅内压降低等表现。

【健康教育】

1. 告知患者及家属脑室引流管的意义。

2. 告知患者及家属留置脑室引流管期间床头不可随意抬高或下降，头部应与引流瓶保持一定的高度。不能随意移动引流袋位置，保持伤口敷料清洁，不可抓挠伤口等。

3. 告知患者活动时需要呼叫护士协助。

【注意事项】

1. 保持脑室引流通畅，缓慢持续引流脑脊液。引流管最高处距侧脑室 10～15cm。

2. 引流期间适当限制患者头部的活动范围，引流管不可受压、扭曲、折叠，翻身或搬运患者时，应避免牵拉引流管，防止引流管脱出；引流管无脑脊液流出时，应查明原因，不可强行冲洗，否则可能导致脑血栓、感染的发生。

3. 控制引流速度，防止引流过量、过快而导致颅内压降低性头痛、呕吐。此时可抬高或暂时夹闭引流管。引流液小于 500ml/d。

4. 脑室引流不畅时，先放低引流袋检查是否有脑脊液流出，必要时可在无菌条件下向外抽吸，如为引流管阻塞，则重新更换引流管。

5. 引流液术后 1～2 天可略呈血性，渐变为橙黄色，若引流液出现浑浊、呈毛玻璃状或有絮状物，提示颅内感染。

6. 穿刺部位敷料应保持干燥，敷料及引流管每日更换；保持引流系统的密闭性，防止逆行感染。

7. 转运患者时应夹闭引流管。

8. 引流期间记录患者的生命体征，观察有无因引流液较多而引起的颅内压降低、脑疝等表现。

9. 及时拔管，脑室引流一般不超过 7 天，开颅术后脑室引流一般 3～4 天拔管。拔管前先夹闭 1～2 天，观察患者有无头痛、呕吐等症状，无颅内压增高症状方可拔除。拔管后伤口如有脑脊液漏应通知医生及时缝合，以免引起感染。

【语言性沟通】

1. 操作前　您好，请问您叫什么名字？让我看一下您的腕带信息。（林某）林先生，您好，为了避免感染，我现在要为您换一下脑室引流袋。更换时不会引起您明显不适，请您放心。

2. 操作中　林先生，我要铺一块治疗巾，防止操作时弄脏床单。我先检查一下引流管，请您不要紧张。如果您有什么不舒服请您及时告诉我。

3. 操作后　林先生，我帮您把引流袋更换好了，谢谢您的配合。记得我给您说的注意事项。

实训二十四　结肠造口护理技术

结肠造口是指外科医生为了治疗某些肠道疾病在腹壁上做的人工造口，它是将一段肠管拉出，翻转缝于腹壁，从而形成结肠造口。结肠造口护理是肠道手术后护理的重要环节。

【目的】

1. 熟悉结肠造口的目的，观察造口的情况，保护造口及周围皮肤。
2. 帮助患者掌握自我护理造口的正确方法。

【案例导入】

床号：35 床，姓名：林某，性别：男，年龄：52 岁。

患者因直肠癌行直肠癌根治术，术中行结肠造口，术后护士应如何做好造口护理？

【评估】

1. 评估患者年龄、自理能力、沟通能力、对结肠造口的认知水平及知情程度、对造口护理的配合程度等。
2. 评估患者身体状况、造口类型及造口功能状况。
3. 评估造口周围皮肤，有无损伤、感染等。

【计划】

1. 护士准备　着装整洁，洗手、戴口罩。

2. 用物准备　治疗车、一次性治疗巾、袋夹、造口测量尺、治疗盘、剪刀、镊子或止血钳、换药碗、一件式或两件式造口袋、无菌手套、造口粉、防漏膏、皮肤保护膜、棉签、生理盐水棉球、卫生纸、污物桶等。

3. 环境准备　室内整洁，温度适宜。操作空间相对独立、私密。非单人病房需使用屏风或隔帘遮挡。

【实施】

1. 核对医嘱，携用物至患者床旁。
2. 核对患者，向患者及家属解释造口护理的目的及过程，并取得同意。
3. 协助患者取舒适卧位，关闭门窗或屏风遮挡。
4. 充分暴露造口部位，铺一次性中单。
5. 护士戴手套，自上而下撕离已用的造口袋，观察排泄物的颜色，性状及量。
6. 用卫生纸轻轻擦去造口周围及表面的粪便，把污物及撕下的造口袋弃于污物桶中，两件式造口袋可清洗干净重复使用。

7. 清洁观察造口周围皮肤：根据造口周围污染的情况，用生理盐水棉球将造口及周围皮肤由外向内环形擦拭干净，观察造口周围的皮肤，根据需要使用造口粉、皮肤保护膜等。

8. 裁剪与粘贴造口袋：测量造口大小，在造口袋预设开口处，根据实际测得的尺寸增加 2～3mm 进行裁剪。撕去粘贴纸，将造口袋底盘（两件式造口袋为例）开口对准造口，由下而上将造口袋紧密贴于造口周围皮肤，轻压造口底盘 10～20 秒，确保底盘与皮肤粘贴牢固，夹上便袋夹。

9. 清理用物，整理床单位。患者体位舒适，撤除屏风。

【评价】

1. 患者掌握造口自我护理的方法。

2. 造口黏膜与周围皮肤正常，无并发症。

3. 造口袋更换过程顺利，操作方法正确，符合护理要求。

【健康教育】

1. 告知患者利用造口袋进行造口管理的重要性，强调患者学会造口自我护理的必要性，并教会出院患者造口自我护理。

2. 告知患者造口特点以减轻恐惧感，引导其尽快接受造口的现实而主动参与造口自我护理。

3. 告知患者造口与皮肤粘贴处有渗漏或造口袋内容物达造口袋的 1/3 容量时，应及时通知医务人员处理或自行倾倒、更换。

4. 教会患者观察造口周围皮肤的血运情况，并定期手扩造口，防止造口狭窄。

5. 告知患者避免食用过甜或产气过多的食物，如萝卜、豆类、山芋等，及有特殊气味的食物，如洋葱、大蒜等。

【注意事项】

1. 更换造口袋时需注意造口与伤口距离，保护伤口，防止袋内容物排出污染伤口。

2. 更换造口袋时注意有无造口肠袢脱垂、内陷、出血、坏死、造口旁疝及粪水样皮炎等并发症。若出现并发症，应通知医生协助处理。

3. 撕离造口袋时注意保护皮肤，防止皮肤损伤。贴造口袋前应保证造口周围皮肤干燥。内容物充满 1/3 时，一般应更换造口袋，但短时间内造口袋内容物较多时，为避免频繁撕除及粘贴造口袋造成的皮肤损伤及对患者造成不必要的干扰，也可以及时松开便袋夹，排出造口袋内容物再重新夹上。

4. 造口袋底盘与造口黏膜之间保持适当空隙（1～2mm），空隙过大，粪便刺激皮肤易引起皮炎，空隙过小，底盘边缘与黏膜摩擦会导致不适甚至出血。

5. 一次性造口袋一般 5～7 日更换 1 次，每次更换造口袋后嘱患者适当休息，避免造口袋与皮肤尚未粘牢，过早活动导致造口袋脱落。

6. 手术切口尚未愈合时，患者宜取平卧位或造口侧侧卧位，以免肠液漏出，污染切口，造口袋边缘渗漏可配合使用防漏膏。若造口周围出现粪水性皮炎可涂氧化锌软膏或造口粉等保护皮肤。

7. 造口肠袢少量出血时，可用生理盐水棉球适当压迫即可，黏膜水肿可用 5%～10%高渗盐水湿敷。为预防造口狭窄，造口拆线愈合后，在更换造口袋时可定期扩张造口；造口肠袢与皮肤分离时，应仔细清理肠外皮下的粪便，填塞银离子抗菌敷料等促进肉芽增生，妥善引流粪便。

【语言性沟通】

1. 操作前解释　您是林某，林先生吗？林先生，下午好，您今天感觉怎么样，您今天是手术后第 9 天，造口开放已经 1 周了，这几天为您做过造口护理，您应该不陌生，今天遵医嘱要给您更换一下造口袋，请问您现在方便吗？

我现在先帮您检查一下造口袋，请您配合一下好吗？

2. 操作中指导　林先生，这项操作和前几次更换一样，不会给您带来太大痛苦，您别紧张，更换中，如果您有任何不舒适，请及时告诉我。

林先生，您可以抬一下身子吗？我要帮您在身下铺一块治疗巾。

林先生，造口周围皮肤有点发红，我帮您按摩一下。

林先生，您配合得很好，请问您现在有什么不舒适吗？

3. 操作后嘱咐　林先生，我帮您把造口袋换好了，您学会了吗？

造口周围帮您涂了点氧化锌软膏。请您注意保护造口袋，避免造口袋脱出；请您注意合理饮食，避免食用过甜或产气过多的食物，如萝卜、豆类、山芋等，也不要食用有特殊气味的食物。

谢谢您的配合，您有事请用呼叫器叫我，呼叫器就在这儿，我也会经常来看您的。

【课外知识拓展】

加速康复外科在结直肠癌患者围术期中的应用

加速康复外科（FT）是指采用一系列有循证医学证据的围术期处理的优化措施，减少手术患者生理和心理的创伤应激，达到患者快速康复的目的。加速康复外科在结直肠癌患者围术期护理的具体措施包括：加强对患者及其家属的心理支持及健康教育；缩短术前禁食、禁水时间；术前根据患者具体情况放置胃管及导尿管（不作为常规放置）；创口采用可吸收线、不常规放置腹腔引流管；在维持患者生命体征平稳的前提下，限制术后输液量；通过应用加温输液、保暖床垫等避免围术期低体温；术中及术后给予积极有效的镇痛措施；缩短术后抗生素使用时间；提早术后进食时间；鼓励患者早期下床活动。大量研究表明，加速康复外科通过优选循证医学证实是有效的医疗、护理措施，有利于促进患者康复，降低医疗支出，在国内外多个学科领域得以推广应用。

实训二十五　更换引流袋

更换引流袋是指按诊疗常规定期为患者的引流管外端连接新引流袋的方法。

【目的】

1. 有效收集排至体外的引流液及气体，便于观察引流情况。

2. 减少感染因素，促进伤口愈合。

【案例导入】

床号：21 床，姓名：陈某某，性别：女，年龄：42 岁。

患者因胆总管结石，行胆总管切开取石并 T 管引流术，术后第 2 天，引流袋内积液较多，现需更换引流袋。

【评估】

1. 评估留置引流管的种类、目的及引流液的性质。

2. 评估引流管的有效性、通畅性。

【计划】

1. 护士准备 着装整洁，洗手、戴口罩。

2. 用物准备 ①治疗车上层：治疗盘，一次性引流袋 1 个，换药弯盘（内置纱布、棉球、止血钳 1 把、镊子 1 把），碘伏，手消液，一次性治疗巾 1 个；②治疗车下层：生活垃圾桶和医疗垃圾桶，锐器盒；③医嘱单。

3. 环境准备 环境安静、整洁，注意适当遮挡患者，以保护隐私。

【实施】

1. 核对医嘱，携用物至床旁。

2. 辨识患者，解释操作目的，取得合作。

3. 协助患者取舒适体位，铺一次性治疗巾。

4. 检查引流管位置是否合适、固定是否牢固、管周是否有皮肤浸渍及敷料情况。

5. 打开外包装取出一个新引流袋，检查引流袋的密封性、有无破损、有无导管扭曲，拧紧引流袋出口盖帽，引流袋挂于床沿。

6. 由近及远挤压引流管至引流袋接口处，以左手捏住引流管，右手拿止血钳夹于引流管尾端上 3～6cm 处。

7. 更换引流袋：左手持托引流管，右手以碘伏棉球消毒引流管连接处，以接口为中心，环形消毒。

8. 右手取镊子夹无菌纱布，包住消毒过的接口处，左手捏住连接处的引流管部分，脱开连接处，把新的引流袋盖帽套在旧的引流袋头端。

9. 右手消毒引流管的横截面，取新的无菌引流袋头端，紧密连接在引流管尾端。

10. 固定引流管于适当位置，松开止血钳，由近端至远端挤压引流管，观察引流是否通畅，注明引流袋更换日期。

11. 协助患者舒适卧位，整理床单位。

12. 妥善处理用物，洗手，记录引流液的颜色、量、形状。

【评价】

1. 更换引流袋过程顺利，管路无污染、脱出、打折等，引流袋妥善固定。

2. 引流有效，更换引流袋过程中患者无特殊不适。

【健康教育】

1. 告知患者避免引流管打折，扭曲，牵拉等，确保引流通畅、有效引流，引流袋位置低于引流管口。

2. 指导患者变换体位前妥善固定引流袋或请护士协助。

【注意事项】

1. 引流袋的更换时间，视引流管种类或遵医嘱而定。抗反流引流袋可 1 周更换 1 次。

2. 更换引流袋时的消毒，要每个面都逐一消毒到，一个棉球不可往返消毒。

3. 同一患者留置两根及以上引流管的，应标志清晰、逐个更换，防止更换时连接错误。

【语言性沟通】

1. 操作前解释　您好，请问您叫什么名字？（陈某某）陈阿姨，下午好。

您今天感觉怎么样？——还可以，是吧？

您的引流袋内积液有点多，我给您更换一下好吗？更换引流袋可以帮助我们有效地收集排至体外的引流液，便于观察引流情况，也可以减少感染因素，促进伤口愈合。

更换引流袋不会引起您太大的不适，请您配合一下好吗？

2. 操作中指导　陈阿姨，您可以抬一下身子吗？我要帮您在身下铺一块治疗巾，防止床单弄脏。

陈阿姨，更换引流袋时如果您有什么不舒服，请您及时告诉我。

3. 操作后嘱咐　陈阿姨，引流袋我已经给您更换好了，谢谢您的配合。

请您注意翻身和坐起时将引流管妥善固定，不要将引流管打折、扭曲、牵拉，也不要将引流袋提高，以确保引流管通畅和避免感染。

那好，请您好好休息，您有事请用呼叫器叫我，呼叫器就在这儿，我也会经常来看您的。

第五节　骨科常用护理技术

实训二十六　轴线翻身技术

一、二人轴线翻身法

二人轴线翻身是指由两名护士协助胸腰椎骨折及需要特殊体位的患者进行翻身，使患者在翻身的时候保持脊柱平直，像轮轴转动一样的翻身方法。

【目的】

1. 协助颅骨牵引、胸腰椎损伤、胸腰椎手术及髋关节置换等患者进行床上翻身。

2. 保持脊柱平直，预防脊柱再损伤。

3. 预防压疮，增进舒适感。

【案例导入】

床号：7 床，姓名：杨某，性别：男，年龄：32 岁。

患者因腰椎损伤入院治疗，已平卧 2 小时，为减少局部组织受压，预防压疮的形成，现需为患者翻身，更换卧位。

【评估】

1. 评估患者年龄、体重、皮肤情况，病情、意识状态及配合能力。

2. 评估患者损伤部位、伤口情况，输液或其他导管放置情况。

3. 评估环境是否安全、安静。

【计划】

1. 护士准备　着装整洁，洗手，戴口罩。

2. 物品准备　软枕 2 个。

3. 环境准备　关闭门窗，调节室温，必要时屏风遮挡，请无关人员回避。

【实施】

腰椎损伤患者二人翻身法（平卧位翻向左侧卧位）。

1. 携用物至床旁，查对患者床号，姓名，核对腕带。

2. 做好解释取得合作。

3. 移开床旁桌椅，拉起对侧护栏。

4. 取下床头，松开被尾。

5. 观察患者损伤部位、伤口及管路情况。

6. 护士甲一手托起患者头部，另一手将枕头移至左侧。

7. 护士甲将患者双上肢交叉放胸前。

8. 护士乙将患者右侧下肢移至左侧下肢上。

9. 护士甲一手放在患者肩部，另一手放在患者臀部，使脊柱保持在同一水平线上，翻转至左侧卧位，护士乙将一软枕放于患者背部支持身体，另一软枕放于两膝之间并使双膝呈自然屈曲位。

10. 整理床单位，交代注意事项。

11. 洗手，在翻身卡上记录翻身时间。

【评价】

1. 翻身过程中无牵、拉、扯现象出现，翻身后患者自述体位舒适。

2. 生命体征平稳，无其他不适。

3. 皮肤正常，无改变。

【健康教育】

告知患者轴线翻身方法，使患者参与配合。

【注意事项】

1. 翻转患者时，应注意保持脊柱平直，以维持脊柱的正常生理弯度，避免由于躯干扭曲，加重脊柱骨折、脊髓损伤。翻身角度不可超过 60°，避免由于脊柱负重增大而引起关节突骨折。

2. 翻身时注意为患者保暖并防止坠床。

3. 翻身后检查腰背及骶尾部皮肤。

4. 需特殊体位患者（如髋关节置换），护士乙应在翻身过程中保持患肢的外展中立位。

二、三人轴线翻身法

三人轴线翻身法是指由三名护士对于颈椎及髋部骨折患者，进行翻身操作的方法。

【目的】

协助颅骨牵引、颈椎损伤、颈椎手术、髋关节手术后的患者在床上翻身，预防压疮，增加患者舒适感。

【案例导入】

床号：7床，姓名：杨某，性别：男，年龄：32岁。

患者因意外事故造成颈椎损伤，入院治疗，已平卧2小时，为减少局部组织受压，预防压疮的形成，现需为患者翻身，更换卧位。

【评估】

1. 评估患者年龄、体重、皮肤情况，病情、意识状态及配合能力。

2. 评估患者皮肤损伤部位、伤口情况和管路情况。

3. 评估环境是否安全、安静。

【计划】

1. 护士准备　着装整洁，洗手，戴口罩。

2. 物品准备　翻身枕2个。

3. 环境准备　关闭门窗，调节室温，必要时屏风遮挡，请无关人员回避。

【实施】

1. 颈部骨折患者三人翻身法（平卧位翻向侧卧位）（图26-1）

（1）携用物至床旁，查对患者床号、姓名，核对腕带。

（2）做好解释取得合作。

（3）移开床旁桌椅，拉起对侧护栏。

（4）取下床头，松开被尾。

（5）观察患者损伤部位、伤口及管路情况。

（6）患者仰卧，两臂交叉于胸前。

（7）三位操作护士均站在患者同侧将患者平移至操作者近侧床旁。

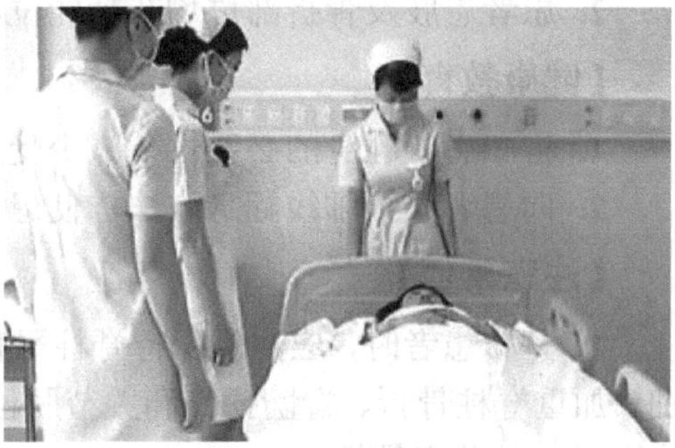

图26-1　三人轴线翻身法

（8）第一操作者站在床头，用双手固定患者头部和颈部，沿纵轴向上略加牵引，使头、颈随躯干一起缓慢移动。

（9）第二操作者将双手分别置于肩部、腰部。

（10）第三操作者将双手分别置于腰部、臀部。

（11）三人同时用力将患者翻转至侧卧位，角度不超过60°。

（12）检查背部皮肤，必要时做背部护理。

（13）将一软枕放于患者背部，另一软枕放于两膝之间，双腿自然屈曲，检查并安置患者肢体关节处于功能位，保持头部牵引，垫好枕头。

（14）整理床单位，使患者安全舒适，被尾不压至床垫下，拉起护栏，装好床头，床归原位，固定。

（15）指导患者，交代注意事项。

（16）用物处理，洗手，记录翻身时间、患者背部皮肤情况及患者反应。

2. 髋部骨折患者三人翻身法（平卧翻向侧卧位）

（1）携用物至床旁，查对患者床号、姓名，核对腕带。

（2）做好解释取得合作。

（3）移开床旁桌椅，拉起对侧护栏。

（4）松开被尾。

（5）观察患者损伤部位、伤口及管路情况。

（6）患者仰卧、两臂交叉于胸前。

（7）三位操作护士均站在患者同侧将患者平移至操作者近侧床旁。

（8）第一、二操作者将双手分别置于患者肩部、背部、腰部、臀部。

（9）第三操作者扶持患者患侧肢体，给予向下牵引力，同时保持患肢外展中立位。

（10）三人同时用力将患者翻转至健侧卧位。

（11）第一操作者将一软枕放于患者背部，另一软枕放于两膝之间。

（12）整理床单位，交代注意事项，洗手，记录翻身时间。

【评价】

1. 患者翻身后疼痛感未增加，体位舒适，受压皮肤无发红。

2. 患者患肢及骨折部位均在功能位，皮肤正常，无改变。

【健康教育】

1. 告知患者翻身的必要性，减少受压部位皮肤损伤。

2. 向患者介绍轴线翻身方法，使患者参与配合。

【注意事项】

1. 翻转患者时，应注意保持脊柱平直，以维持脊柱的正常生理弯度，避免由于躯干扭曲，加重脊柱骨折、脊髓损伤和关节脱位。翻身角度不可超过60°，避免由于脊柱负重增大而引起关节突骨折。

2. 髋关节置换患者，翻身过程注意患肢保持外展中立外，患肢随上身同时翻转。

3. 患者有颈椎损伤时，应有一名护士固定头部，勿扭曲或者旋转患者的头部，以免加重神经损伤引起呼吸肌麻痹而死亡。

4. 有牵引的患者翻身时注意保持牵引的有效性，不能放松牵引。

5. 翻身时注意为患者保暖并防止坠床。翻身后检查腰背及骶尾部皮肤。

6. 准确记录翻身时间，根据病情及局部受压情况确定翻身间隔时间。

【语言性沟通】

1. 操作前　您好，请问您是杨某吗？让我看一下您的腕带信息。

您好，杨先生，我是您的责任护士小姚，您已经平卧了2小时了，我将帮您更换一下卧位，这样可以减少局部皮肤组织的受压，预防压疮的形成，您也会感觉舒服一些。因为您的颈椎有损伤，等会儿我们会有专人固定您的头部，您别紧张，不要用力，只需要放松就可以了。

您现在刚好没有输液，身上也没有管路和约束，伤口敷料干燥无渗出，不用换药。您先好好休息，我去准备用物。

2. 操作中　杨先生，您看用物已经为您准备好了，现在我就要给您进行翻身了，在翻身的时候如果您有什么不舒服，请您及时告诉我。

3. 操作后　杨先生，您感觉还好吗？谢谢您的配合。我把呼叫器放在您的枕旁，有事请按中间的按钮，我也会随时来巡视病房的，请您放心。

实训二十七　牵引护理技术

一、皮牵引护理技术

皮牵引是用贴敷于患者皮肤的胶布或牵引带包裹于患者皮肤上，利用其与皮肤的摩擦力，通过滑轮装置，在肢体远端施加持续牵引力传递到骨骼上，以达到整复和维持复位的治疗方法。

【目的】

1. 使骨折部位得以复位、固定。

2. 减轻患者疼痛。

【案例导入】

床号：4床，姓名：王某，性别：女，年龄：62岁。

患者于4小时前不慎摔倒致股骨颈骨折，因患者全身情况差，不适宜手术治疗，现行下肢皮牵引（图27-1）。

【评估】

1. 患者的病情、体重、局部皮肤情况、意识、心理状况、合作程度。

2. 环境是否安全、安静。

【计划】

1. 护士准备　着装整洁，洗手、戴口罩。

2. 患者准备　更换患者服，清洁患肢皮肤。

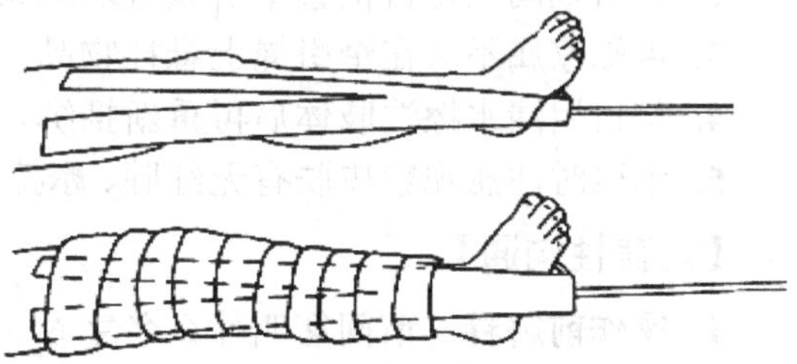

图27-1　下肢皮牵引的胶布粘贴及绷带包扎方法

3. 用物准备 牵引架、牵引绳、皮牵引带、滑轮、重锤、骨科床。

4. 环境准备 室内整洁，室内温度适宜。

【实施】

1. 携用物至床旁，查对患者床号、姓名，核对腕带。

2. 向患者和家属解释目的和注意事项，取得合作。

3. 协助医生摆体位，上肢牵引抬高床头，使床整体倾斜 15°～30°，下肢牵引抬高床尾，使床整体倾斜 15°～30°。

4. 上牵引套：平托起肢体使其抬高，放棉垫，套上皮牵引套，绑紧（上至大腿中下段，下至踝关节上 1 寸）

5. 将患肢垫于枕头上，牵引绳通过滑轮挂好砝码，牵引绳与牵引肢体的长轴一致。检查松紧是否合适。

6. 足跟处垫软枕。

7. 交代注意事项：不可随意加减重量（牵引重量一般不超过 5kg）不可以随意改变体位，需纵向移动时须有专人牵引方可移动患者。指导功能锻炼预防肌肉萎缩、关节僵硬、垂足。

8. 观察与记录：患肢肢端血运，指趾活动、感觉，足背动脉搏动情况，局部皮肤是否有压疮。

9. 整理床单位，协助取舒适、合理体位，整理用物，分类放置，洗手，记录。

【评价】

1. 患者疼痛症状得到改善。

2. 患者牵引肢体未出现局部疼痛、麻木，牵引部位皮肤完好、无破损。

【健康教育】

1. 告知患者不可随意加减重量（牵引重量一般不超过 5kg），不可以随意改变体位，需纵向移动时，须有专人牵引方向移动患者。

2. 告知患者功能锻炼的目的，指导功能锻炼，预防肌肉萎缩、关节僵硬、垂足等并发症。

【注意事项】

1. 牵引套松紧度以能够伸进 1～2 指为宜，牵引重量一般不超过 5kg，遵医嘱进行调整。

2. 牵引期间应每日检查牵引装置及效果，保证有效的牵引。

3. 告知家属不可在牵引绳上悬挂物品。

4. 每日用清水擦洗肢体后再重新捆绑，并注意检查皮肤的完整性。

5. 牵引时注意观察皮肤有无红肿、摩擦伤等早期压疮症状，以便早期发现、早期处理。

【语言性沟通】

1. 操作前解释 请问您叫什么名字？（王某）王阿姨，下午好，因为您的右侧股骨颈骨折，但是您的身体状况不能耐受手术，我们选择给您进行牵引治疗，请您配合一下好吗？

2. 操作中指导 王阿姨，在放置牵引套时可能会导致您的肢体疼痛，我们会很小心的，也请您忍耐一下。

王阿姨，您有什么不舒服吗？如果有不舒服请您及时告诉我。

3. 操作后嘱咐　王阿姨，我们已经帮您把牵引装置放好了，请家属不要随意增减重量，也请您不要随意改变体位，必须要挪动身体时请您呼叫我们。牵引期间请您按照我们的指导进行肢体活动。

谢谢您的配合。您有事请用呼叫器叫我，呼叫器就在这儿，我也会经常来看您的。

二、骨牵引护理技术

骨牵引（图 27-2、图 27-3）是利用穿过骨内的骨圆针或颅环弓，对躯体患部进行牵引，牵引力直接作用于骨骼，能更好地对抗肌肉痉挛或收缩（较皮牵引力大 5～6 倍以上），起复位、固定与制动作用。

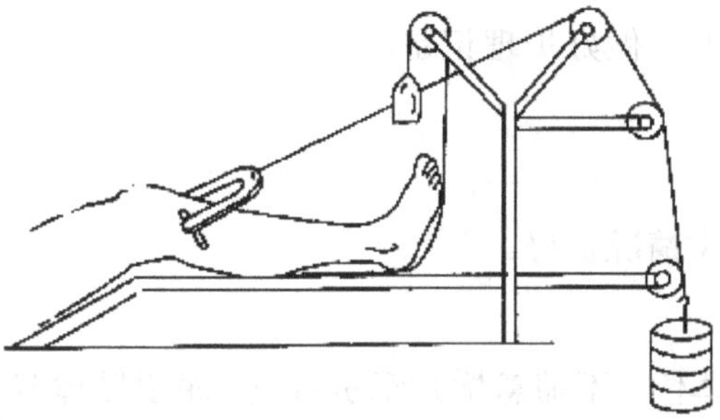

图 27-2　胫骨结节牵引

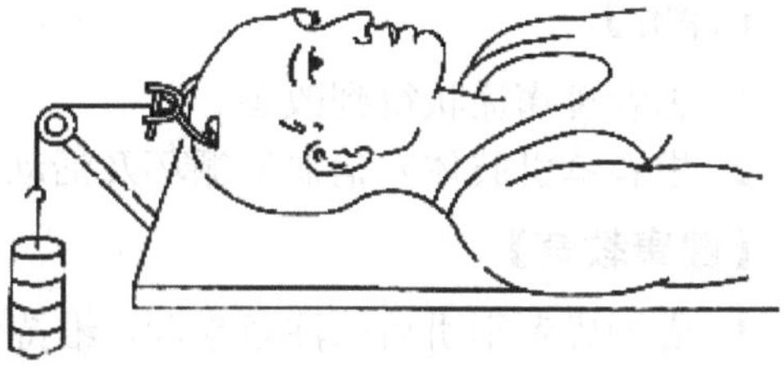

图 27-3　颅骨牵引

【目的】

1. 牵拉关节或骨骼，使脱位的关节或错位的骨折复位，并维持复位后位置。

2. 牵拉及固定关节，以减轻关节面所承受的压力，缓解疼痛，使局部休息。

3. 矫正和预防因肌肉挛缩所致的关节畸形。

【案例导入】

床号：6 床，姓名：李某，性别：男，年龄：28 岁。

患者因车祸意外致左股骨干闭合性骨折，现需行股骨髁上骨牵引治疗（图 27-4）。

【评估】

1. 评估患者病情、穿刺点皮肤、患肢肿胀等情况。

2. 评估环境是否安全，安静。

【计划】

1. 护士准备　着装整洁，洗手、戴口罩。

2. 用物准备　骨牵引器械包 1 个，包括克氏针数枚。切开包 1 个，牵引弓 1 个，牵引绳 1.5m，牵引重锤，局麻药品（包括 10ml、20ml 的注射器 1～2 个，2%利多卡因 10～20ml），皮肤消毒盘（包括 2%碘酒、酒精、棉签等用物）。抗生素空瓶两个，无菌手套两双，护理记录单。

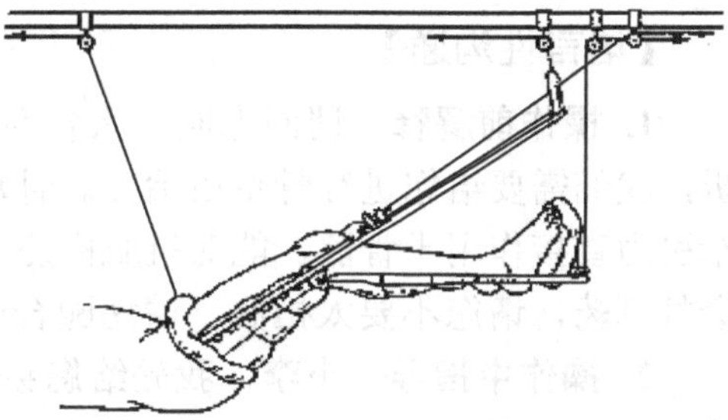

图 27-4　股骨髁上骨牵引

3. 环境准备 关闭门窗，调室温，必要时屏风遮挡，请无关人员回避。

【实施】

1. 核对医嘱，携用物至患者床旁。

2. 核对患者，向患者及家属解释骨牵引的目的及过程，并取得同意。

3. 配合医生消毒皮肤，选择进针点并作标记，铺无菌巾。

4. 配合医生用2%利多卡因进行局部麻醉。

5. 医生将牵引针穿好后，安装牵引弓和牵引绳、滑轮、牵引支架系统进行持续牵引。

6. 全面检查牵引架的位置、角度、高度及牵引绳有无阻力等，确保牵引符合要求，牵引有效。

7. 操作完毕，整理床单位，患肢保暖。

8. 观察患肢骨牵引位置、患肢末梢血运情况，做好护理记录。

【评价】

1. 患者疼痛症状得到改善。

2. 患者牵引肢体末梢血液循环及活动、感觉情况良好。

【健康教育】

1. 告知患者牵引后的注意事项，维持牵引体位，不随意增减牵引重量，牵引肢体若出现局部疼痛、麻木，及时向医务人员反映。

2. 告知患者牵引过程中应进行功能锻炼，防止肌肉萎缩、关节僵硬、下肢深静脉栓塞、压疮、坠积性肺炎。

3. 若为颅骨牵引，告知患者宜吃软食，且缓慢进食，以防窒息。如有头晕、恶心、呕吐等不适，及时告知医护人员。

【注意事项】

1. 术前询问过敏史，尤其是麻醉药物过敏史，如过敏者，可用非敏感麻醉药物，并做过敏试验。

2. 经常观察牵引装置是否正确，并维持其效能。如牵引架有无倾斜，牵引弓是否松脱，牵引针有无滑动。

3. 牵引针眼处用纱布条缠绕，术后1日去掉沾有血迹的纱布条，每日用0.5%碘伏消毒2次，但不能去掉针眼周围形成的保护痂，以免感染。

4. 观察牵引肢体末梢血液循环及活动、感觉情况。在冬季，注意牵引肢体保暖。

【语言性沟通】

1. 操作前解释 请问您叫什么名字？（李某）小李，下午好，因为你左侧大腿中段骨折，我们需要给您进行骨牵引治疗。骨牵引就是利用穿过骨内的骨圆针对肢体进行牵引，牵引力直接作用于骨骼，能对抗肌肉痉挛或收缩，起到复位、固定与制动的作用。操作时会打麻药，请您不要太担心。请您配合一下好吗？

2. 操作中指导 小李，我先给您穿刺部位消毒、铺单和打麻药，打麻药时会有点疼，请您忍耐一下。

小李，牵引针已经穿好了，请将肢体保持在固定好的牵引位置上。

3. 操作后嘱咐　小李，牵引系统已经安放好了，请您注意维持牵引体位，不要随意增减牵引重量，牵引肢体若出现局部疼痛、麻木请及时呼叫我们。牵引过程中请按照医护人员的指导进行功能锻炼，以防止肌肉萎缩、关节僵硬、下肢深静脉栓塞、压疮、坠积性肺炎等并发症的发生。

小李，24 小时内牵引肢体会有疼痛，如果疼痛难忍请您及时呼叫我们，呼叫器就在这儿，我也会经常来看您的。

三、兜带牵引护理技术

兜带牵引是利用厚布或皮革按局部体形和治疗目的制成各种兜带，托扶身体的受力部位，再通过牵引装置进行牵引，以达到复位，固定的作用。

【目的】

对骨折部位达到复位，固定的作用，减轻患者疼痛。

【案例导入】

床号：5 床，姓名：王某，性别：男，年龄：40 岁。

患者因骨盆骨折，现需进行骨盆兜带牵引。

【评估】

1. 评估患者是否适合应用兜带牵引。

2. 评估环境是否安静，安全。

【计划】

1. 护士准备　着装整洁，洗手、戴口罩。

2. 用物准备　根据牵引需要备大小合适的兜带，如枕颌带、骨盆牵引带或骨盆兜带，棉垫，护理记录单。

3. 环境准备　室内整洁、室内温度适宜，关闭门窗，必要时屏风遮挡，请无关人员回避。

【实施】

（一）枕颌带牵引（图 27-5，图 27-6）

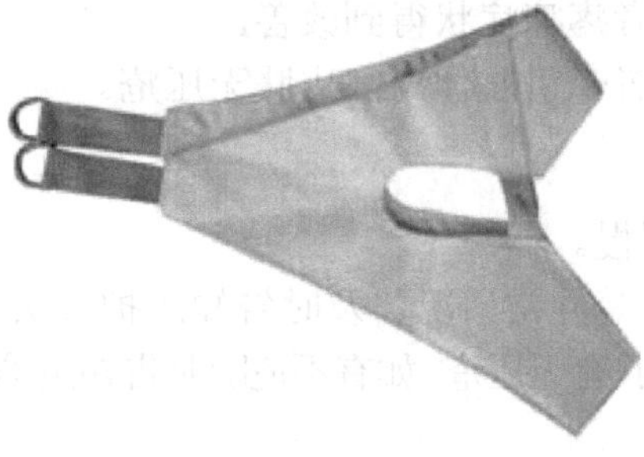

图 27-5　枕颌带

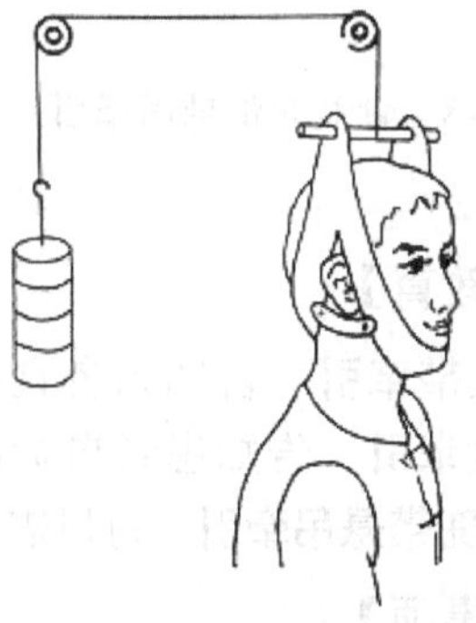

图 27-6　枕颌带牵引

1. 核对医嘱，携用物至患者床旁。

2. 核对患者，向患者及家属解释枕颌带牵引的目的及过程，并取得同意。
3. 协助医生用枕颌带托住下颌和后枕部。
4. 系牵引绳置于床头滑轮上，全面检查牵引情况。
5. 观察枕颌带位置，做好护理记录。

（二）**骨盆牵引**（图 27-7）

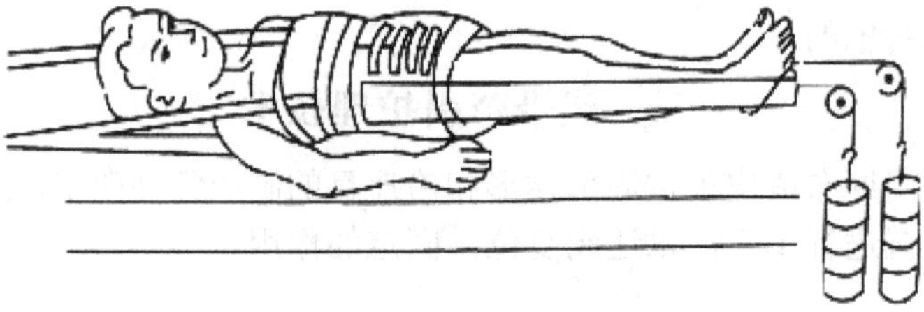

图 27-7 骨盆牵引

1. 核对医嘱，携用物至患者床旁。
2. 核对患者，向患者及家属解释骨盆牵引的目的及过程，并取得同意。
3. 协助医生将骨盆牵引带宽度的 2/3 缚在髂脊以上的腰部。
4. 保持牵引带在骨盆两侧对称，在足侧系于滑轮上牵引。
5. 全面检查牵引情况，观察骨盆牵引位置，做好护理记录。

（三）**骨盆兜带悬吊牵引**（图 27-8）

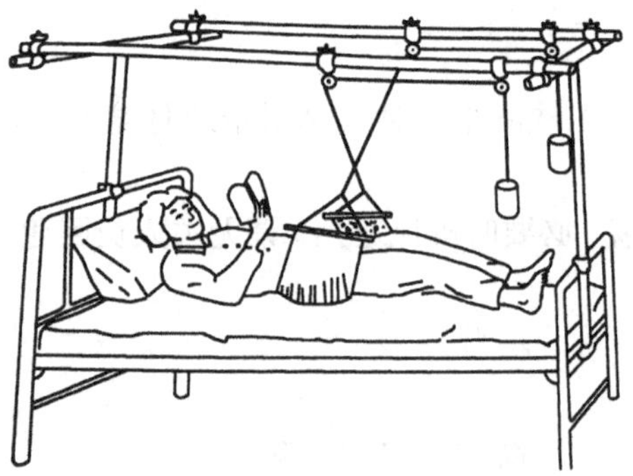

图 27-8 骨盆兜带悬吊牵引

1. 核对医嘱，携用物至患者床旁。
2. 核对患者，向患者及家属解释骨盆兜带悬吊牵引的目的及过程，并取得同意。
3. 协助医生将兜带包裹患者骨盆。
4. 两侧各系一牵引绳，交叉至对侧上方滑轮上悬吊牵引。
5. 全面检查牵引情况，观察骨盆兜带悬吊牵引位置，做好护理记录。

【评价】

1. 患者疼痛症状得到改善。
2. 患者牵引肢体局部皮肤无压疮。

【健康教育】

1. **枕颌带牵引** 告知患者宜吃软食，且进食缓慢。
2. **骨盆牵引** 告知患者自觉髂骨处疼痛、不适等异常情况，及时告知医护人员。
3. **骨盆兜带悬吊牵引** 每日需清洁并检查局部皮肤有无压疮，如有不适随时告知医护人员。

【注意事项】

1. 枕颌带牵引力不超过 3～5kg，加强巡视，防止枕颌带过紧压迫气管而窒息；在耳根部、下颌处适当垫棉垫或纱布，以预防耳根、下颌部和枕后压疮。

2. 骨盆牵引力为5～15kg，根据患者体重计算牵引锤重量。需在髂骨处垫好厚棉垫，以免受力较大的牵引带压迫骨突处皮肤而致压疮。

3. 骨盆兜带悬吊牵引以能使臀部稍离开床面即可，一般每侧重3～5kg。

【语言性沟通】

1. 操作前解释　请问您叫什么名字？（王某）王叔叔，您好，现在遵医嘱需要给您进行骨盆牵引以起到复位、固定的作用，也可以缓解您的疼痛，请您配合一下好吗？

2. 操作中指导　王叔叔，请问您有什么不舒服的吗？如果有请及时告诉我。

3. 操作后嘱咐　王叔叔，已经给您固定好了，谢谢您的配合。请您和您的家人不要动这个牵引装置，如果感觉髂骨处疼痛、不适请您用呼叫器叫我，呼叫器就在这儿，我也会经常来看您的。

实训二十八　固定护理技术

固定是骨折急救的重要措施，可避免骨折端在搬运过程中对周围重要组织如血管、神经、内脏的损伤，减少骨折端的活动，以减轻患者疼痛，便于运送。凡疑有骨折者，均应妥善固定。

本节主要介绍石膏绷带固定、小夹板固定及外固定架固定的操作方法。

一、石膏绷带固定护理技术

石膏绷带固定护理技术是将无水硫酸钙（熟石灰）的细粉末撒在特制的稀孔绷带上，吸水结晶后硬结成型，以达到维持固定、保持患肢特殊体位的技术方法。

【目的】

1. 维持固定，保持患肢的特殊体位。

2. 保护患部，减轻或消除患部的负重。

3. 封闭伤口，做患部的牵引或伸展。

4. 矫正肢体畸形。

【案例导入】

床号：12床，姓名：刘某，性别：男，年龄：28岁。

患者因8小时前骑自行车不慎摔倒，致左小腿不能活动，剧烈疼痛、肿胀。X线检查：显示左下肢胫腓骨中段骨折。经闭合复位后，拟行左小腿管状石膏固定。现需护士配合行石膏绷带固定，并做好固定后护理。

【评估】

1. 评估骨折肢体是否复位、是否有开放性伤口、肿胀程度及局部血运情况。

2. 评估环境是否安全、安静。

【计划】

1. 护士准备　着装整洁，洗手，戴口罩。

2. 物品准备 合适规格的石膏绷带、温水、棉纸、疼痛评分卡、石膏刀、剪刀、红蓝色记号笔。

3. 环境准备 安静，光线明亮，室温适宜，关闭门窗，必要时屏风遮挡。

【实施】

1. 核对医嘱，携用物至患者床旁。

2. 辨识患者，向患者及家属解释石膏固定的目的及过程，并取得同意。

3. 暴露骨折肢体，并清洁皮肤，摆放患肢于需固定的体位。

4. 石膏固定处皮肤包裹石膏衬垫，骨突出部位放置保护衬垫。

5. 将石膏卷平放并完全浸没于温水中，浸透后取出，挤出多余水分。

6. 由近至远缠绕石膏绷带，每一圈盖住上一圈的下 1/3，周径不等的肢体可将石膏绷带圈打褶，打褶处用手按抚妥贴。

7. 外翻内衬边缘，使石膏整洁美观。

8. 用手掌对石膏进行塑压成形。

9. 石膏护理

（1）可用电吹风或烤灯照射促进石膏干固。

（2）必要时在局部检查或伤口引流、更换敷料处做石膏开窗。

（3）记号笔标记石膏固定日期及预拆除日期。

（4）保持石膏清洁，防止石膏断裂。

（5）修整石膏边缘使其整齐、光滑，保证患者舒适，避免卡压和摩擦肢体。

（6）检查石膏松紧度，以能伸进 1～2 指为宜。

10. 皮肤护理

（1）给予石膏固定肢体保暖，防止冻伤。

（2）清洁石膏末端暴露的手指（足趾）、指（趾）甲。

11. 观察并发症

（1）观察有无循环障碍：患肢肿胀时表面皮肤紧绷，触摸质硬，皮温高，骨折端周围皮肤会呈现大面积瘀紫，肿胀进一步加重会产生张力性水疱。

（2）观察有无缺血性挛缩：多发生于前臂及小腿，是由于动脉血流受阻时间过长，导致肌肉缺血性坏死，早期症状表现为疼痛、苍白、脉搏减弱或消失、麻痹。

（3）观察是否有神经压迫症状：患肢出现疼痛、麻木、感觉减退、指（趾）不能自主活动，但血运尚好，表明神经受压。

（4）观察有无压疮：表现为局部持续性疼痛，注意有无红肿、摩擦伤等早期压疮症状。

（5）观察有无石膏综合征：躯干包扎石膏后，如发生恶心呕吐、腹胀腹痛、面色苍白、出冷汗、血压下降等症状，应考虑发生了以急性胃扩张为主要特征的一系列生理改变，称为石膏综合征，应立即剖开石膏，给予胃肠减压和补液治疗，纠正水电解质紊乱。

【评价】

1. 患者疼痛减轻。

2. 患肢妥善固定，保持功能位。

【健康教育】

1. 告知患者增加食物中纤维素的含量，防止因活动减少而引起的便秘。

2. 指导患者活动石膏近端及远端的关节，防止关节僵直、促进血液循环，如前臂石膏固定者，可活动肩关节及指间关节。

3. 指导患者进行肌肉的等长收缩运动，锻炼肌力的同时促进血液循环，如腿部石膏固定者，可进行股四头肌等长收缩锻炼。

4. 告知患者不要进食过饱，食用易消化食物，少量多餐。

【注意事项】

1. 在石膏未干时，勿在石膏上覆盖被、毯，冬天可以使用支被架，为加速石膏干固，可提高室温、灯烤、红外线照射等，但避免烫伤；夏天保证病房通风即可。

2. 包扎时使石膏绷带各层贴合紧密，无缝隙且平滑无皱褶。

3. 四肢包扎应从肢体近侧向远侧推进，每一圈绷带盖住上一圈绷带的下 1/3。

4. 石膏不可过紧或过松，如肢体肿胀，出现血管、神经压迫症状，需要切开石膏时，应将石膏从头到尾全层切开，防止局部压力减轻，产生肿胀消退的假象，如因肿胀消退致使石膏松动，应及时更换石膏。

5. 腹部石膏包扎时不宜过紧，在上腹部开一石膏窗或留出一定的空间，全身情况差，尤其心肺功能不全者、年老者、孕妇、进行性腹水者忌作胸腹部石膏。

6. 固定肢体适当抬高，严密观察肢体血运，注意有无疼痛及感觉、运动障碍等。

7. 行石膏固定的患者应列入交班项目，进行床头交接班。

8. 如石膏内伤口出血，血迹透到石膏表面，为了明确出血是否继续，可用铅笔勾画出血迹的边界，并注明时间。如发现血迹边界短时间内不断扩大，则提示有活动性出血的可能，应立即报告医师给予处理。

【沟通性语言】

1. 操作前 您好，刘先生。您的左小腿骨折处已经复位好了，为了保护患部、防止骨折处再移位，现在需要打石膏固定，请您配合。

2. 操作中 刘先生，我现在帮您在皮肤上包裹石膏衬垫，足踝处放置保护衬垫。

在打石膏的过程中如果您有什么不舒服请及时告诉我们。

请您动一动脚趾。根据您现在的感觉，请在疼痛评分表上打勾。

3. 操作后 刘先生，石膏已经打好了，请您保持腿的姿势不要动，不要用手指按压石膏。

天气有点凉，用这个灯烤一烤促进石膏干固，如果太烫就把灯稍拿远一点，不要烫伤。

刘先生，在石膏绷带固定期间，请将患肢置于抬高位，并按医护人员的要求及时进行功能锻炼，如果出现疼痛或感觉、运动障碍等情况，请您及时告诉我们。

好的，您还有什么需要吗？如果您有什么不舒适请按床头呼叫器，我也会经常来看您的，您先休息。

【课外知识拓展】

疼痛评分法

临床常用疼痛评估标准：疼痛评估采用0～10级线性视觉模拟评分法，在尺的两端标有0～10数字，数字越大，表示疼痛程度越大。使用时先向患者解释：0代表无痛，10代表最严重的疼痛，让患者在尺上标出能代表自己现时疼痛程度的相应位置，医生根据患者标出尺的刻度位置，找出相应的分值评出疼痛分数。疼痛分数转换0为无痛；<3微痛；3～4为明显痛，影响患者的情绪和睡眠，但能忍受；≥5疼痛加剧，影响患者情绪和睡眠，伴心率快，出汗、难以忍受；10为剧痛难以忍受。小儿用0～10儿童Wong Banker面部表情疼痛评分法作为评分工具，结合自制的面部表情疼痛评分卡，观察患者表情或询问患儿哪个面部表情代表现时的疼痛，在相应的图上画“√”表示。患者入睡记“0”分。护士自己正确掌握并教会患者使用，同时结合实际，患者在静止时和一般活动时，如咳嗽、呼吸、翻身、起床、行走等重度活动时出现的疼痛分级，对疼痛的耐受程度进行准确评估。面部表情疼痛评分卡见图28-1。

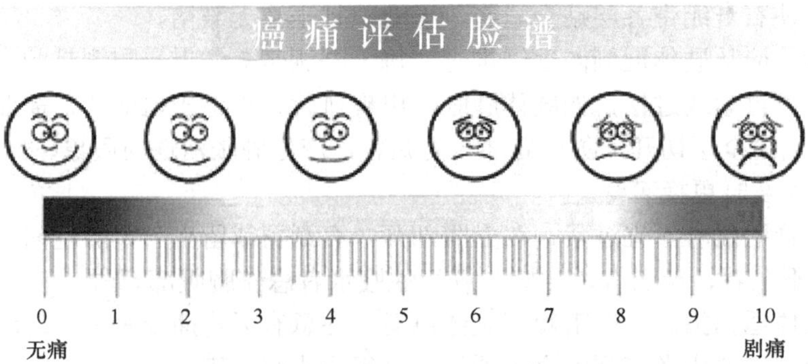

图28-1　Wong Banker面部表情疼痛评分

癌痛评估脸谱：0：无痛；1~3：轻度疼痛（睡眠不受影响）；

4~6：中度疼痛（睡眠受影响）；7~10：重度疼痛（严重影响睡眠）

二、小夹板固定护理技术

小夹板固定是利用与肢体外形相适应的器材，把骨折两端或肢体固定在一定位置，使骨折或脱位在愈合过程中保持良好的对位。固定时可用特制夹板或就地取用木板、木棍、树枝等，若无任何可利用的材料，上肢骨折可将患肢固定于胸部，下肢骨折可将患肢与对侧健肢捆绑固定。

【目的】

1. 维持固定，保持患肢的特殊体位。

2. 保护患部，减轻或消除患部的负重。

【案例导入】

床号：8床，姓名：王某，性别：女，年龄：68岁。

患者2天前走路时不慎摔倒，致右前臂不能活动，剧烈疼痛，肿胀，来院就诊。X线检查：显示右前臂桡骨远端骨折，无移位。拟行小夹板固定。现需护士配合行小夹板固定，并做好固定后护理。

【评估】

1. 评估是否属于四肢长管状骨闭合性骨折。

2. 评估肢体肿胀程度及血运情况。

【计划】

1. **护士准备** 着装整洁，洗手，戴口罩。

2. **物品准备** 根据骨折部位及患者体形情况，选择合适的小夹板、纸衬垫、大小合适的固定垫、绷带及布带。

3. **环境准备** 关闭门窗，调室温。

【实施】

1. 核对医嘱，携用物至患者床旁。

2. 辨识患者，向患者及家属解释小夹板固定的目的及过程，并取得同意。

3. 协助医生摆放患肢体位。

4. 患肢包裹纸衬垫，放置固定垫。

5. 安放夹板，捆扎横带 3～4 根。

6. 观察夹板的松紧度，以不费力能将接头上下移动 1cm 为宜。

7. 让患者平卧，将患肢用体位垫或枕头给予抬高，高于心脏水平，以利血液回流，减轻肿胀。

8. 密切观察末梢血运及感觉、运动功能。观察患者桡动脉搏动有无减弱或消失、患者是否能自主活动手指，手触或针刺手指时感觉是否迟钝或无感觉，末梢皮肤是否出现苍白或发青、皮温较健侧低等现象。

9. 上肢固定后应用三角巾托起，悬吊于胸前（下肢固定后在搬运时，给予充分撑托，保持局部不动），搬动患者注意患肢位置，防止骨折端移位（图 28-2）。

【评价】

患者疼痛减轻，患肢能保持功能位。

【健康教育】

1. 告知患者应及早进行功能锻炼，并且遵循由轻到重、由少到多、循序渐进的原则，以防止出现肌肉萎缩、关节僵硬等并发症。

2. 告知患者回家休养时，尤其是伤后第 1 周，如有不适，应及时就诊；固定时间，一般上肢 6～8 周，下肢 8～10 周。

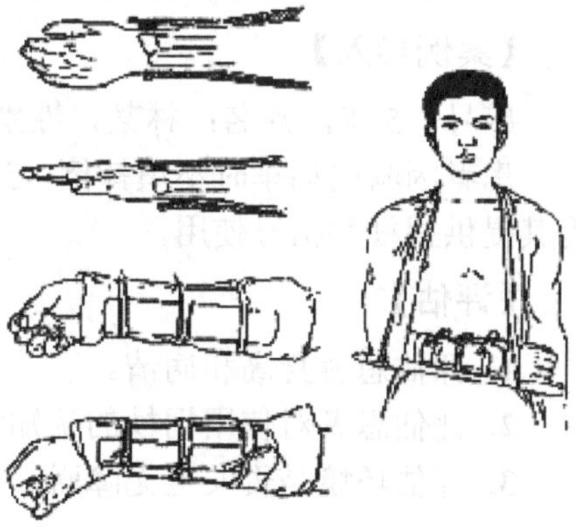

图 28-2 前臂骨折小夹板固定法

【注意事项】

1. 皮肤有擦伤、水疱者，应先换药或抽空水疱，并用绷带包扎后再给予固定。

2. 若在复位后 3～4 日内肢体肿胀明显，夹板内有压力上升的趋势，应每日将布带适当放松，随着肿胀的消退，再每日适当收紧布带，但仍以能上下移动 1cm 为宜。

3. 如有下列情况时，禁忌使用小夹板：开放性骨折、皮肤广泛擦伤、患肢极度肿胀，末梢已有循环障碍危象、骨折部有神经损伤症状、患者肥胖等。

【沟通性语言】

1. 操作前 您好，请问您叫什么名字？

王阿姨，检查结果显示您的右侧前臂骨折，但没有移位，为了维持固定、防止骨折处移位，我们现在要给您进行小夹板固定。请您配合。

2. 操作中 王阿姨，我现在帮您在皮肤上包裹衬垫，放置固定垫。

在我们操作过程中如果您有什么不舒服请及时告诉我们。

请您动一动手指。

3. 操作后 王阿姨，您的骨折部位已经固定好了，请您不要随意打开绑扎夹板的布带。卧床休息时请您将患肢放于胸腹部，下床活动时，请将患肢用三角巾托起，悬吊于胸前。

固定过程中，请您按医护人员的要求及时进行功能锻炼。如果出现患侧手臂疼痛、手指活动障碍、手触或针刺手指时感觉迟钝或无感觉、末梢皮肤出现苍白或发青等现象要及时来院就诊。

实训二十九　拐杖的使用技术

拐杖是辅助人体支撑体重、保持平衡和行走的器具，适用于单侧或双侧下肢部分或完全不能负重者。

【目的】

1. 通过辅助工具完成行走训练。

2. 支持保护患肢，促进正常步态的恢复。

3. 保护上肢在扶拐时不受损伤。

【案例导入】

床号：5 床，姓名：林某，性别：男，年龄：42 岁。

患者因骑电动车时不慎摔倒，致左踝关节骨折，经手法复位后石膏型固定。现需护士为其提供拐杖并指导使用。

【评估】

1. 评估患者身高和病情。

2. 评估患者对使用拐杖的认知情况。

3. 评估环境是否安全无障碍。

【计划】

1. 护士准备　着装整洁，洗手，戴口罩。

2. 用物准备

（1）根据患者身高选择合适型号的拐杖。

（2）手消毒液。

3. 环境准备　请无关人员回避，保证活动范围。

【实施】

1. 核对医嘱，携用物至患者床旁。

2. 查对患者床号、姓名，向患者及家属解释执行此项技术的目的及过程，并取得同意。

3. 检查和介绍拐杖的结构及各部件功能。

4. 根据患者身高预调拐杖长度。

5. 示范拐杖的使用方法

（1）三点法：患肢稍可或完全无法负重时，两边拐杖先向前，健肢再向前。

（2）上下楼梯方法：上楼时健肢先上，患肢后上，最后上拐杖。下楼时先下拐杖，再下健肢。

6. 确认患者一般状态良好，协助患者整理衣服坐起、站立，变换体位间隔在 2 分钟以上。

7. 再次根据患者身高调节拐杖高度。

8. 指导患者扶拐进行步行训练，并纠正使用拐杖过程中的不良姿势。

9. 整理用物、洗手。

【评价】

1. 拐杖与患者身高合适。

2. 患者正确使用上肢力量，行走步态正确。

【健康教育】

1. 告知患者使用拐杖的重要性及使用时间。

2. 教会患者使用双拐时的受力点。

3. 指导患者如何调节拐杖高度。

4. 告知患者首次下床注意预防体位性低血压的发生。

【注意事项】

1. 拐杖高度适宜，把手与腋窝保持适当距离，不可完全顶靠腋窝。

2. 使用前检查拐杖是否完好。

3. 身体与拐杖保持协调一致。

【语言性沟通】

1. 操作前　您好，请问您是 5 床患者林某吗？……林先生（林某），您好，我是您的责任护士小刘，根据您现在的病情，已经可以扶拐下地活动了。您现在刚好没有输液，身上也没有导管和约束，伤口敷料干燥无渗出。我现在可以教您使用拐杖吗？

好的，您先好好休息，我去准备用物。

2. 操作中　林先生，我先给您介绍一下拐杖的结构和各部件的功能，您看，这里是手握调节孔，可供九档调节，您可以根据需要调节拐杖高度；这里是伸缩管，这里有防滑橡胶脚垫，可以增大与地面间的摩擦，防止滑倒。

林先生，我下面给您示范一下拐杖的使用方法：这是“三点法”，就是在前行时两边拐杖跟患肢一同向前，健肢再向前。如果需要上下楼梯，上楼时先上健肢，再上拐杖。下楼时先下拐杖，再下健肢。

林先生，您现在下床练习一下好吗？我先扶您坐起……现在慢慢挪到床边……我扶您站起来，右脚撑地，左脚不要着地。

林先生，我把拐杖给您，请您根据需要调节好高度。好的，现在慢慢往前走，拐杖先向前，右腿再向前。练习过程中如果有什么不舒服请您及时告诉我。

3. 操作后　林先生，您感觉还好吗？您现在会使用拐杖了吗？您今天练习得非常好，谢谢您的配合。如果有事请按床头呼叫器，我也会及时来巡视病房的，请您放心。

实训三十　颈托使用技术

颈托即颈椎矫形器，用于辅助治疗颈椎病及某些外伤性疾病或先天性原因引起的颈椎不稳。能起到制动和保护颈椎、减少神经的磨损、减轻椎间关节创伤性反应，并有利于组织水肿的消退和巩固疗效、防止复发的作用。临床上主要用于颈椎术后固定、颈椎骨折、脱臼、颈椎牵引后及肩颈综合征等的治疗。

【目的】

1. 制动和保护颈椎，保持颈部稳定，减少神经的磨损，防止再次损伤。
2. 减轻患者疼痛。

【案例导入】

床号：45 床，姓名：荔某，性别：女，年龄：50 岁。

患者因颈椎病入院，现需护士为患者使用颈托保护颈椎。

【评估】

1. 评估患者年龄、自理能力、沟通能力、对颈托使用的认知水平及知情程度、对使用颈托的心理准备、配合程度等。
2. 评估患者的身体状况，颈椎病类型，是否耐受颈托。
3. 评估患者的颈围，颈部卫生状况，给予清洁，必要时剃头。

【计划】

1. 护士准备　着装整洁，洗手、戴口罩；核对医嘱。

2. 用物准备　根据患者颈围选择不同型号颈托、清洁用物、手消液、治疗盘内放安全剃刀、棉垫等。

3. 环境准备　室内整洁、室内温度适宜，关闭门窗，必要时屏风遮挡。

【实施】

1. 核对医嘱，携用物至患者床旁。

2. 核对患者，向患者及家属解释颈托固定的目的及过程，并取得同意。

3. 协助患者侧卧位（轴线翻身），检查患者颈部卫生状况，清洁颈部皮肤并擦干，必要时剃除颈部部分头发。

4. 将后托置于患者颈后，护士双手从患者颈部两侧扶住后托，协助患者平卧。将患者颈部置于“正中位”。

5. 将前托置于患者颈前部，两侧置于后托上。

6. 慢慢地将棉垫置于下颌部，最后小心地将固定颈托的尼龙带绑扎于前托上。

7. 全面检查固定情况。后托上缘距离耳垂约1cm，下颌位于前托正中托槽内。

8. 整理床单位、环境，致谢，离开病房。

9. 清理用物，洗手，记录颈托固定时间。

【评价】

1. 患者佩戴颈托松紧合适，无呼吸困难。

2. 操作过程顺利，符合操作要求。

3. 患者颈部皮肤清洁干燥，无汗液、泪液等。

【健康教育】

1. 告知患者颈托固定的目的及重要性。

2. 指导患者如何正确佩戴颈托，如何戴颈托进食、翻身及如何清洁颈托。

3. 告知患者及家属不能随意拆卸颈托。病情轻者可“躺时摘，起时戴”，保持颈部处于正中位。

4. 教会患者如何处理佩戴颈托后的不适。

【注意事项】

1. 保持颈部的干燥卫生，避免汗液、泪液、血液致使皮肤潮湿加上摩擦对皮肤造成伤害。

2. 颈托的固定松紧要适度，太紧不利于治疗，且佩戴感觉不舒服，太松则没有效果。

3. 佩戴期间密切观察患者的呼吸情况，保持呼吸道通畅，必要时床边备吸痰用物。

4. 保持颈托尼龙搭扣的清洁，保证使用效果。

【语言性沟通】

1. 操作前解释　您是荔某、荔老师吗？荔老师，下午好，您今天感觉怎么样，为了保护您的颈椎，遵医嘱要给您使用颈托，请问您现在方便吗？我现在先帮您检查一下颈部皮肤，请您配合一下好吗？

2. 操作中指导　荔老师，您别紧张，这项操作不会给您带来太大痛苦，操作中，如果您有任何不舒适，请及时告诉我好吗？

荔老师，我现在帮您翻身侧卧，请您不要颈部用力。

荔老师，您感觉颈托固定的紧吗？您有没有感觉呼吸困难？

3. 操作后嘱咐 荔老师，我帮您把颈托固定好了，谢谢您的配合。请您保持颈部的干燥卫生，避免汗液、泪液、血液致使皮肤潮湿加上摩擦对皮肤造成伤害。谢谢您的配合，您有事请用呼叫器叫我，呼叫器就在这儿，我也会经常来看您的。

【课外知识拓展】

颈椎病预防

改善与调整睡眠状态，选择高度合适的枕头；枕头的形状以中间低，两端高的元宝形最好；睡眠时，保持颈部、胸部、腰部自然曲度，双髋、双膝呈略屈曲状、全身肌肉放松的体位；选择以木板为底的使脊柱平衡的床最好；改变工作中的不良体位，定期改变头颈部体位，经常活动颈部，抬头远视，有利于缓解颈部肌肉紧张；调整桌面高度与倾斜度，减少颈椎前屈和颈椎间隙内压力。

实训三十一 腰围的使用技术

腰围固定带作为一种腰背支架，通过稳定脊柱，限制腰部和腰骶关节活动，辅助治疗腰椎疾病。软式腰围一般用皮革或布类制成，用弹性带加尼龙扣捆扎于腰部，后方及两侧可加设纵行弹性狭长钢片，以增加硬度。

腰围适用于腰部椎体骨性损伤、腰椎滑脱、椎间盘突出、软组织损伤及腰椎术后的固定。

【目的】

1. 减少腰部负荷，达到减轻疼痛的作用。
2. 保持腰部稳定，防止再次损伤，辅助治疗腰椎疾病。

【案例导入】

床号：5 床，姓名：李某，性别：男，年龄：52 岁。

患者于 15 年前无明显诱因出现腰部疼痛，无双下肢放射痛，久站及长距离行走时腰痛，平卧、休息后可缓解，当时在外院行物理治疗后症状稍有缓解，近期腰痛反复发作，三天前加重来院就诊。给予腰围固定处理，护士如何实施腰围固定？

【评估】

1. 患者的年龄、自理能力、沟通能力、合作能力。
2. 患者的身体状况，疼痛部位，双下肢感觉、运动、肌力及腰围型号是否合适。
3. 评估环境是否安静、安全。

【计划】

1. **护士准备** 着装整洁，洗手、戴口罩。
2. **用物准备** 根据患者选择不同型号的腰围。
3. **环境准备** 室内整洁、安静、安全，关闭门窗，室温合适，必要时屏风遮挡。

【实施】

1. 核对医嘱，携用物至患者床旁。

2. 核对患者，向患者及家属解释带腰围的目的及过程，并取得同意。

3. 关闭门窗做好保暖措施。

4. 协助患者侧卧（轴线翻身），整理衣服，

5. 腰围左右对称放于腰背部，标志向上，协助患者平卧。

6. 将右侧腰围向腰部包裹，再将左侧腰围向腰部包裹，左右内层粘贴起来，腰围外层加以固定，根据患者腰部情况调整适当的位置，拉紧加强带，松紧度适宜，以能伸进一指为宜。

7. 全面检查固定情况，腰围下方固定在左右髂骨以下，两侧对称。

8. 整理用物，洗手，记录。

【评价】

1. 患者佩戴腰围松紧合适。

2. 患者未诉腰部不适，腰部恢复情况良好。

【健康教育】

1. 告知患者佩戴腰围的重要性。

2. 告知患者站立行走时佩戴腰围，卧位不需要佩戴腰围。

3. 指导患者如何正确佩戴腰围及佩戴腰围如何做功能锻炼。

4. 提醒患者腰围一般佩戴 1～3 个月，时间过长会引起肌肉萎缩，腰部僵硬，活动受限等后果。

【注意事项】

1. 腰围的规格要与患者腰部的长度、周径相适应，其上端须达肋下缘，下端至臀裂。腰围后侧不宜过分前凸，以平坦或略向前凸为好。不要使用过窄的腰围，以免腰椎过度前凸，也不宜使用过短的腰围，以免腹部过紧。一般可先试戴半小时，以不产生不适感为宜。

2. 佩戴腰围可根据病情掌握时间，在腰部症状较重时，应经常戴用，不要随时取下，病情轻的患者，可以出外时，特别是要较长时间站立或一个姿势坐着时戴上腰围，在睡眠及休息时可取下。在症状逐渐消退、体征逐渐变为阴性以后，应去掉腰围，开始逐渐恢复正常活动，一般整个使用时间以 4～6 周为宜。

3. 佩戴腰围以后应注意腰部活动，由于腰围仅限制了屈曲等方面的活动，而不能减少重力，所以戴上腰围仍要注意避免腰部过度活动，一般以完成日常生活、工作为度。对于手术后、严重腰椎骨折、脱位等患者，腰部活动要按医嘱进行，解除腰围也应经医生同意。

4. 在使用腰围期间，还应在医生指导下，逐渐增加腰背肌锻炼，以防止和减轻腰肌的萎缩。

5. 患者腰围不能与皮肤直接接触，可穿一件薄衬衣，避免皮肤损伤。

【语言性沟通】

1. **操作前**　请问您叫什么名字？（李某）李先生，您好，遵医嘱我们要给您佩戴腰围，能帮您减轻疼痛，您现在方便吗？我现在帮您佩戴，一会就好，请您配合一下好吗？

2. 操作中指导　李先生，我帮您翻身成侧卧位，您身体不要用力。

李先生，腰围扎得紧吗？您觉得这个松紧度可以吗？

3. 操作后嘱咐　李先生，我帮您把腰围佩戴好了，谢谢您的配合。

李先生，腰围不需要一直佩戴着，您可以在长时间站立或一个姿势坐着时佩戴，休息或睡觉时取下；佩戴腰围以后应注意腰部活动，一般以完成日常生活、工作为度；在使用腰围期间，还应在医生指导下进行腰背肌锻炼，以防止和减轻腰肌的萎缩；腰围不能与皮肤直接接触，日常佩戴时可穿一件薄衬衣，避免皮肤损伤；腰围不宜佩戴时间过长，以 4～6 周为宜，在症状逐渐消退以后，应去掉腰围，开始逐渐恢复正常活动。

李先生，您还有什么不清楚的地方吗？那您先休息，有什么需要可以随时按床头呼叫器，我也会经常来看您的。

【课外知识拓展】

腰围种类

腰围种类繁多。总体而言，分为两大类：运动防护腰围及医用腰围。

运动防护腰围：重视材料的弹性伸缩，同时更重视单一生理部位的保护，通常较窄，重点在于运动时既可活动自如，同时又对关键部位提供发力的支撑。

医用腰围：弹性伸缩性能并不重要，医用腰围主要提供确实的支撑，所以腰围材料内一定要有硬性的高弹性支撑条，而且要达到足够的宽度，覆盖整个腰骶部肌肉，紧紧裹住腰骶部，借助骨盆两侧髂骨的生理突起，使人站立时腰围可以支撑部分体重，从而减少腰椎的负荷。

所以我们在选购腰围时，一定要选择专业的医用腰围。

第六节　外科常用仪器设备使用技术

实训三十二　抗休克裤使用技术

抗休克裤利用充气加压原理研制而成，在处理失血性休克和其他原因引起的休克及制止腹内和下肢活动性出血等方面，显示出独特的功效，成为院内、院外急救复苏的重要装备。

【目的】

1. 减缓和制止腹内及下肢的活动性出血。
2. 固定骨折部位，减轻疼痛。
3. 改善全身组织的血流灌注，恢复及维护患者的正常代谢和脏器功能。

【案例导入】

患者，李某，男性，25 岁。外出务工，不慎从高处坠落，事发后由他人救起，体检：面色苍白，脉搏细弱，四肢冷，出汗，左耻骨联合及大腿根部大片瘀斑，血肿。X 线检查示左股骨干骨折。BP：65/50mmHg，HR：125 次 / 分，T：36.8℃。现需使用抗休克裤。

【评估】

1. 了解患者的年龄、意识、全身情况及生命体征，有无开放性伤口。

2. 观察患肢有无血运障碍，神经损伤等情况。

3. 了解患者有无应用抗休克裤的禁忌证、如脑水肿、肺水肿、充血性心力衰竭及心源性休克、腹部损伤伴内脏外露等。

【计划】

1. 护士准备　着装整洁，洗手、戴口罩、戴手套。

2. 用物准备　抗休克裤、充气管、氧气筒、测压表等（图 32-1）。

3. 环境准备　安静、清洁，宽敞、明亮，温度适宜，隔帘遮挡。

4. 患者准备　使患者了解抗休克裤应用的目的及注意事项；稳定情绪、取舒适卧位；严密包扎开放伤口，妥善安置引流管。

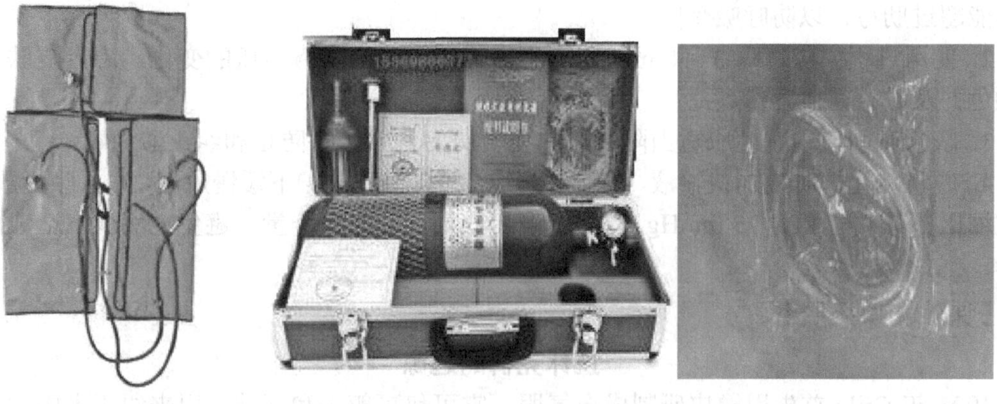

A　　B　　C

图 32-1　抗休克急救复苏装备

A. 抗休克裤；B. 氧气筒、测压表；C. 充气管

【实施】

1. 核对医嘱，携用物至患者床旁，将充气管与氧气相连接。

2. 辨识患者，做好解释，取得合作。

3. 检查抗休克裤及附件是否完好和齐全，根据患者情况选择型号。

4. 展开抗休克裤，可从患者一侧垫入身后，左侧下肢囊包裹左下肢，右侧下肢囊包裹右下肢，然后将腹囊包裹腹部，腹囊上缘必须达到剑突水平，系紧尼龙搭扣。

5. 接氧气筒充气，接压力表监测，先充双下肢气囊，再充腹部气囊，充气达 5.32 kPa（40 mmHg）时，即可监测患者的血压及其他生命体征的变化，若其他生命体征也有所改善，应停止充气；若患者无任何反应，可继续充气达到 13.3～13.83 kPa（100～104 mmHg）时再监测，若仍无反应，则须持续此压力，并立即进行其他急救治疗。

6. 待休克症状缓解后遵医嘱脱抗休克裤，先缓慢放掉腹囊气体，再放双下肢囊气体。监测患者生命体征，再次确认不需应用抗休克裤后方可撤去。

7. 用物处理，抗休克裤使用后用含有效氯 500 mg/L 的消毒液浸泡 30 min（血液污染时消毒液浓度为 1000～2000 mg/L），用软毛刷刷净，洗净晾干，检查不漏气后备用。

8. 洗手，作好记录，如生命体征、充气时间及压力等。

【评价】

1. 患者无呼吸受限。
2. 使用过程中患者无双足颜色苍白或紫绀、下肢疼痛加重、麻木等不适。
3. 应用抗休克裤达到了骨折固定的作用。
4. 应用后全身组织的血流灌注改善，血压升高，生命体征改善。

【健康教育】

1. 告知患者保持稳定的情绪，不要随意将气阀松开。
2. 告知患者出现憋气、肢体疼痛加重、麻木、感觉异常时及时告诉护士。

【注意事项】

1. 穿着正确，抗休克裤的上缘必须达到剑突水平以便充分发挥作用，但充气压力的部位不能超过肋弓，以防呼吸受限。

2. 使用过程中应每隔 3～4 min 监测生命体征，并观察囊内压的变化、患者皮肤及双足颜色并及时补充血容量。

3. 较长时间使用时，应适当降低囊内充气压力，并及时防止和纠正酸中毒。

4. 脱抗休克裤时应加快输液、输血的滴速，并在血压监护下缓慢放气，先从腹囊放气，如收缩压下降 0.67 kPa（5 mmHg），则应停止放气，补充血容量，避免突然放气造成血压骤降。

【课外知识拓展】

抗休克裤的起源

1903 年 Crile 首先用橡皮研制成充气服，它可包裹躯干和下肢，用来纠正术中的体位性低血压。6 年后偶尔救活一名刎颈失血昏迷患者，但当时由于质量问题，未被社会重视。美国在第二次世界大战期间研制出抗荷服，专供防止飞行员因脑缺血昏迷而出事故时应用。1958 年 Gardner 报道用抗荷服挽救了一名因植入性胎盘产生阴道大出血的产妇，阻止了腹内大出血，引起了人们的注意。进入 20 世纪 60 年代，许多学者对抗荷服结合止血研制成抗休克裤。在战场使用后，收到预期效果，后来很快推广。

实训三十三　手术床的使用技术

手术床（也叫手术台）是医生在手术过程中必要的工具。手术床主要有电动手术床和液压手术床。按用途可分为多功能手术床、妇科手术床、骨科手术床等。手术床的使用技术是手术体位摆放的主体部分，手术床的基本作用是能够安全正确地摆放患者体位，有利于暴露手术野，同时便于麻醉医生观察和操作，确保手术顺利进行。

【目的】

1. 暴露手术野。
2. 安全正确地摆放患者体位。

【评估】

1. 评估手术床的性能，手术床面是否整洁，无破损。

2. 评估配件是否准备齐全，根据手术需要准备适当的手术床。

3. 评估手术床的关节固定是否牢固，活动是否灵活。

【计划】

1. 护士准备　着装整洁，洗手，戴口罩。

2. 物品准备　手术床及配件（头架、支臂板、床单）。

3. 环境准备　手术间温度、湿度符合规范、卫生符合规范，避免人员流动。

【实施】

1. 巡回护士准备手术床及配件（以电动手术床为例，图 33-1）。

2. 检查手术床，保持床单位平整。

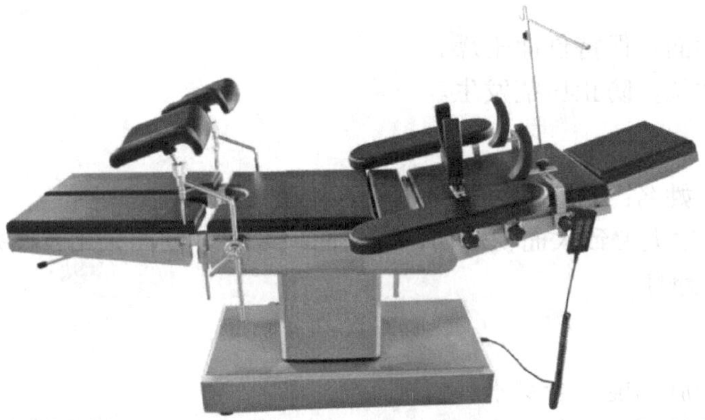

图 33-1　电动手术床

3. 安装支臂板：固定要牢固，手臂不可过度外展。

4. 安装头架：固定头架时需向头侧偏斜，使手术区域充分暴露。

5. 调整手术床：根据手术的需要调整手术床遥控面板。

6. 术后整理：拆除手术床配件，擦拭手术床表面。

【评价】

1. 手术床性能良好，配件准备齐全，符合手术要求。

2. 根据手术需求熟练调节手术床。

【健康教育】

1. 教会护士检查手术床各项功能动作运转是否正常的方法。

2. 告知护士手术床在使用时，应把电源断开，以免术中不慎误碰操作键。

3. 告知护士在手术床降低或倾斜前，移走手术床周围物品，手术床底座不要放任何物品，防止在手术床运转过程损伤。

【注意事项】

1. 连接充电电线前，要先将交流电线连接到手术床上，然后插入电源插座。

2. 拔下充电线前，要先从电源插座上拔下插头，然后再断开与手术床的连接。

3. 定期对手术床进行充电，发现有破损的电线应立即更换。

4. 手术结束后，手术床应恢复原位。

5. 术后要清洁擦拭手术床表面，保证床面无污物及血迹。

实训三十四　翻身床的使用技术

翻身床是一种专门帮助烧伤或残疾患者翻身的床，它由支架与床身组成。严重烧伤给患者带来极大痛苦，也给医务人员的治疗护理带来困难，患者皮肤破损、创面大，无法给患者翻身，利用翻身床根据患者的需要改变姿势，使身体不同部位皮肤与床面接触，达到改善体内微循环的目的，使患者烧伤部位不需要受力、受压就可翻身、暴露创面，减少患者痛苦，加快创面愈合。

【目的】

1. 充分暴露创面，保持创面干燥。

2. 便于更换体位，防止压疮发生。

【案例导入】

床号：45 床，姓名：肖某某，性别：女，年龄：24 岁。

患者因家里发生火灾致大面积烧伤，烧伤面积 83%，创面采用暴露疗法。护士应如何使用翻身床为患者翻身。

【评估】

1. 评估患者心肺功能，全身水肿情况。

2. 评估翻身床的所有部件，查看撑脚架、转盘轴、安全弹簧是否牢固灵活。

3. 评估患者年龄、沟通能力、对烧伤翻身床使用的认知水平及知情程度、配合程度等。

4. 评估患者的身体状况、烧伤部位、烧伤区皮肤情况，有无感染、化脓等。

【计划】

1. 护士准备　着装整洁，洗手、戴口罩。

2. 用物准备　检查翻身床是否处于备用状态，备消毒海绵垫、无菌棉垫、无菌单、小垫枕、束缚带等。

3. 环境准备　室内安全、整洁、温度适宜。

【实施】

1. 核对医嘱，携用物至患者床旁。

2. 核对患者，向患者及家属解释使用翻身床给患者翻身的目的及过程，并取得同意。

3. 将患者四肢从搁手板、搁脚板上收回，上肢自然紧贴身体两侧，双下肢合拢。仰卧位改俯卧位前排便，俯卧位改仰卧位前排空膀胱。气管切开者先彻底吸痰，保持气道通畅；留置尿管的患者应将膀胱内的尿排尽，并倒掉尿袋中的尿，夹闭尿管，尿袋置于会阴处夹紧。

4. 准备下层床片

（1）移开搁手板、搁脚板。

（2）移开翻身床上的杂物及便盆、尿壶等。

5. 覆盖创面

（1）在头枕部、额部、胸部、膝部放棉垫，小腿前侧放软枕。

（2）无菌单覆盖创面，身体上下部分各铺4～6层无菌棉垫。

6. 放置床片 放置上层床片，床片的便孔对准患者的会阴部。两层床片合拢，上下床片合拢时压力适宜，旋紧螺丝，将床片固定，扎好安全带，防止患者滑落，切忌患肢肢体外露。

7. 安置好输液架，放开支撑脚，拔出安全弹簧，由1人在床中间或2人在床头、床尾两端匀速转动翻身床轴 180°。翻身后立即插上安全弹簧，固定支撑架，撤去安全带，去除上层床片及棉垫，充分暴露创面，红外线灯照射。

8. 观察患者生命体征，及时发现病情变化。妥善固定输液导管，调节滴速，观察输液导管通畅情况。

9. 妥善固定尿袋，开放尿管。

10. 调节搁手架高度，下垫棉垫，将四肢置于功能位，特别注意搁手架的位置应与床片在同一水平线上。

11. 清理用物，洗手，记录翻身时间。

【评价】

1. 翻身过程顺利，患者各导管未受到牵拉，符合翻身要求。

2. 翻身后患者安全、舒适。

【健康教育】

1. 告知患者烧伤翻身床使用的目的。

2. 告知患者翻身时的注意事项，便于患者配合翻身。

3. 提醒患者俯卧时，如有不适及时告知医护人员。

【注意事项】

1. 严格遵守医嘱按时翻身。

2. 首次使用翻身床时，主管医生或值班医生一定在旁边，以便及时抢救。根据患者病情，首次俯卧时间不宜过长。全麻术后应待麻醉完全清醒后12小时再翻身。

3. 翻身前应扎好安全护带，注意患者安全。

4. 海绵垫应套上布套，防止患者间交叉感染。

5. 翻身后，应先旋紧4根支撑架才能松开床面固定螺母。

6. 嘱患者不得自行在翻身床上翻身，神志异常，躁动的患者应适当给予约束，防止坠床。

7. 翻身结束后应观察患者生命体征，防止出现低血压等不良反应。

8. 做好翻身床的清洁与维护及患者大小便的护理。

【语言性沟通】

1. 操作前解释 您是（肖某某）肖女士吧？您现在感觉怎么样？由于您仰卧位时间有点长，为了使您烧伤创面尽快愈合，并防止发生压疮，我现在帮您翻一下身，好吗？

2. 操作中指导 肖女士，您不要紧张，我们会保护好您的。

肖女士，您有什么不舒适吗？如果有请及时告诉我。

3. 操作后嘱咐 肖女士，谢谢您的配合。您现在有什么不舒适吗？

肖女士，我们会遵医嘱按时给您翻身的，请你不要自行翻身，如果您有什么不适，请随时用呼叫器叫我，呼叫器就在这儿，我也会经常来看您的。

实训三十五 电动气压止血仪的使用技术

电动气压止血仪是采用气压方法阻断肢体血流，达到止血目的，在骨科的肢体手术中广泛使用，适用于成人或儿童四肢手术，可根据连接的压力表随时测定，控制及调节其压力大小，并有定时报警系统，操作方便，使用安全。

【目的】

1. 最大限度地控制术中出血量，造成暂时的“无血区”，确保切口无渗血，达到术野清晰，方便手术者操作。
2. 缩短手术时间，减少或避免输血。

【案例导入】

床号：5 床，姓名：王某，性别：女，年龄：50 岁。

患者因左前臂骨折，于臂丛神经阻滞麻醉下行手术切开复位，术中如何使用电动气压止血仪止血。

【评估】

1. 评估患者年龄、对本手术的认知水平及知情程度、对术前准备的心理准备、配合程度等。
2. 评估患者身体状况、切口部位，选择合适的止血仪和气囊止血带。
3. 评估机器性能及所需部件是否齐全。

【计划】

1. **护士准备** 着装整洁，洗手，戴口罩。
2. **用物准备** 电动气压止血仪、电源连接线、气压止血带、专用接头、纱布、绷带。
3. **环境准备** 手术间温度、湿度符合规范、卫生符合规范，合理控制人员流动。

【实施】

1. 接通电源，打开电源开关，检查机器性能、气压止血带是否漏气。
2. 协助患者取手术体位，观察患者意识、合作程度、确认切口及出血部位。
3. **选择止血带型号** 根据患者年龄、体型、手术部位选择适宜型号的止血带。

大号：成人下肢；

中号：成人上肢、儿童下肢；

小号：儿童上肢。

4. **选择放置位置** 根据患者年龄、体形、手术部位选择止血带的放置部位，止血带距离手术部位上方 10～15cm 以上，接口朝上，避免污染无菌区。

上肢：上臂中上 1/3、上臂远端 1/3 处，避免中 1/3 处，因可压迫桡神经。

下肢：大腿中、上 1/3 交界处。

由于前臂及小腿的主要血管均位于尺、桡骨和胫、腓骨之间，因此尽量选择中上部位才能更好地止血。

5. 固定方法 将止血带内空气驱净，放置止血带处皮肤表面用平整的纱布衬垫保护皮肤，衬垫宽度超过止血带的两侧各 1～2cm。抬高肢体 45º～60º，从肢体远端向近端用力缠绕止血带，放平肢体，外层用绷带固定，松紧度适宜，以能伸入一指为宜。

6. 连接充气导管和仪器接口。

7. 设定压力 根据患者年龄、收缩压、止血带宽度、肢体大小等选择适宜压力。

健康成人上肢压力：40 kPa，下肢压力：60 kPa，一般保险压力不超过工作压力的 5～10 kPa，儿童减半。

8. 设定时间 设置正计时或倒计时。一般成人上肢 60min，下肢 90min，儿童减半。到达设定时间，仪器自动报警，有蜂鸣提示，同时系统自动放气，若需继续使用，中间放气 5～10min，重新充气。

9. 充气 按“充气”键，充气指示灯亮，机器快速充气，达到设定压力值。系统充气后“时间显示”窗口进行倒计时，显示剩余时间。术中如需要可做瞬时放气，按下瞬时放气按钮，止血带压力回到零，手指抬起，止血带马上恢复到原设定的压力。发生断电或无电时，可用手动充气球为止血带充气。

10. 放气 手术结束按“放气”键，系统可进行平缓放气，直至气压为零，取下患者肢体上的止血带即可。

11. 整理用物。

【评价】

1. 电动气压止血仪使用方法正确，操作过程顺利，位置正确，符合操作要求。

2. 达到止血、暴露手术野的效果，为手术做好充分准备。

【健康教育】

1. 告知护士止血带扎紧后应另加绷带固定。

2. 告知护士应在遵医嘱放掉气囊止血带里的气时，告知麻醉医师监测患者血压变化。放气速度要缓慢。

【注意事项】

1. 止血带应经常检查，使用前必须检查所有阀门和袖带。检查气囊及橡皮管是否漏气时，止血带应扎在肢体或物体上才能充气，否则会造成破裂。

2. 避免按键压力过大过快，以免操作键失灵。

3. 在使用过程中如发生漏气，应及时给予更换，否则气泵持续工作会缩短其使用寿命。

4. 在高压消毒后应待止血带内的气体完全放掉后再行充气。

5. 避免碘伏等消毒液积聚在止血带的下方或浸湿污染止血带，以免引起皮肤刺激症状或灼伤。

6. 对有充血性心力衰竭、下肢动脉硬化、血栓性脉管炎、化脓性感染、坏死等患者手术时不宜使用止血带。

7. 止血带使用过程中，不出血的组织容易干燥，要经常在伤口内滴注无菌生理盐水，减少组织损伤，放开止血带时应用生理盐水纱布压迫伤口止血，并及时提醒麻醉医生适当加快输液、输血速度，以提高患者的血容量，防止因血压下降，引起患者生命体征的变化。

【语言性沟通】

1. 操作前解释 请问您叫什么名字？（王某）王阿姨，您好，手术马上开始了，我现在需要给您使用电动气压止血仪，请您配合一下好吗？

2. 操作中指导 王阿姨，我先给您在上臂这儿垫上一块纱布衬垫，您有什么不舒服就及时给我说。

王阿姨，我现在帮您把止血带绑好。

3. 操作后嘱咐 王阿姨，气压止血带已经放置妥当，谢谢您的配合。

【课外知识拓展】

常用止血带介绍（表 35-1）

表 35-1 常用止血带的种类及规格

<table>
<tr><th colspan="2">织品止血带种类与规格</th><th colspan="2">硅胶止血带种类与规格</th></tr>
<tr><th>种类</th><th>规格（长×宽）</th><th>种类</th><th>规格（长×宽）</th></tr>
<tr><td>婴幼儿</td><td>20cm×2.5cm</td><td>儿童</td><td>30cm×4cm</td></tr>
<tr><td>儿童</td><td>30cm×4cm</td><td rowspan="2">成人上肢</td><td rowspan="2">35cm×6cm</td></tr>
<tr><td>成人上肢</td><td>35cm×6cm</td></tr>
<tr><td>成人上肢（加长）</td><td>46cm×7.5cm</td><td>成人上肢（加长）</td><td>46cm×7.5cm</td></tr>
<tr><td>成人下肢</td><td>61cm×9cm</td><td rowspan="2">成人下肢</td><td rowspan="2">61cm×7.5cm</td></tr>
<tr><td>成人下肢（加长）</td><td>76cm×9cm</td></tr>
<tr><td>成人下肢（特长）</td><td>86cm×9cm</td><td>成人下肢（加长）</td><td>76cm×10cm</td></tr>
</table>

实训三十六 高频电刀的使用技术

高频电刀是利用高频放电对人体组织进行切割并凝血的一种手术装置，现仍作为医院手术中必不可少的主流设备。

【目的】

熟练掌握高频电刀使用技术。

【案例导入】

床号：8 床，姓名：李某，性别：男，年龄：50 岁。

患者因左股骨干骨折，于腰麻下行手术切开复位。术中如何使用高频电刀？

【评估】

1. 评估患者年龄、对本手术的认知水平及知情程度、对术前准备的心理准备、配合程度等。

2. 评估患者身体状况、切口部位、患者皮肤，是否适合使用电刀。

3. 评估机器性能及所需部件是否齐全，检查电源、电极线路有无断裂和金属线外露。

【计划】

1. **护士及手术医师准备** 着装整洁，洗手、戴口罩，外科刷手，穿无菌手术衣，戴无菌手套。

2. **用物准备** 电刀仪器，一次性电极片等。

3. **环境准备** 安静、清洁、舒适、明亮及温度适宜。

【实施】

1. 根据手术选择合适品牌的电刀。

2. 选择并检查负极板，检查导线和接头，选择大小形状合适的负极板（15kg 以下的小儿应选婴幼儿极板），检查导电胶的粘附力。

3. 选择合适的部位安装负极板并将极板插头连接至机器。合适的安装部位：尽量靠近手术部位（但不少于 15cm）的平坦的血管丰富的部位，局部皮肤剃除毛发并保持清洁干燥，与手术部位不可左右交叉，即 ECG 电极 15cm；环路中不能有金属移植物、起搏器、心电图电极，极板的长边接近高频电流的来向。不合适的安装部位：皮肤褶皱和骨性隆起、疤痕、脂肪较厚、身体负重部位、液体积聚部位。安装负极板时要注意：极板和皮肤要紧密相贴；保持极板平整，不能切割和折叠；术中消毒和冲洗时避免浸湿极板。

4. 连接电刀笔与机器，开机自检，显示负极板安装正确无报警指示后，调节输出功率。

5. 使用完毕，正确关机，揭除负极板，检查极板下方的皮肤，用擦拭法清洁电刀笔（揭除负极板的技巧：固定皮肤，缓慢地、顺着皮肤长轴和纹理水平方向整片揭除，不可牵拉极板夹头揭除）。

【评价】

1. 电刀使用过程顺利。

2. 电极板安装部位选择正确，无皮肤损伤。

【注意事项】

1. **避免旁路灼伤** 患者的肢体用布类包裹后妥善固定，避免皮肤与皮肤的接触（如患者手臂与身体间），不可与接地的金属接触，与金属床之间至少保持 4cm 厚度的干燥的绝缘层。

2. **避免设备漏电或短路** 勿将电线缠绕在金属物品上；有地线装置者要连接。

3. 输出功率尽可能小，使用小儿负极板输出功率要控制在常规输出功率的 1/3 以内。每次激励时间小于 10 秒，间隔应大于 30 秒。

4. 患者发生移动后再次检查负极板接触面积或有无移位。

5. **预防环境火警** 避免在有易燃易爆和挥发性气体、高氧环境中使用电刀（尤其是胸部或头部手术），在气道部位使用时应暂时移开氧气。

6. **预防意外烧伤** 尤其在使用碘酊、酒精消毒皮肤时；肠道手术禁忌使用甘露醇灌肠，肠梗阻的患者慎用电刀，以免爆炸。

7. 避免操作不当导致意外伤害　①保持手术巾的干燥；②不接触目标组织时避免使用电刀，电刀笔应放于绝缘容器内；③尽量使用直接电凝止血法，如使用间接凝血法，应用“威力牌”电刀，只能选 CT 键；④在常规功率下，使用效果差时，不可盲目加大功率，而应首先检查负极板与患者的接触情况，功率应由小到大逐渐调试；⑤禁止将报警系统消声，有异常声音发出时，应立即停止使用并检查原因。

【语言性沟通】

1. 操作前解释　请问您叫什么名字？（李某）李先生，您好，手术马上开始了，手术中我们要用到电刀，我现在需要给您把电刀仪器连接好，请您配合一下好吗？

2. 操作中指导　李先生，我需要将负极板放于您的背部，请稍抬一下身体。请您不要随意挪动身体。

3. 操作后嘱咐　李先生，电刀已经连接妥当，谢谢您的配合。手术马上开始，请您不要紧张。

【课外知识拓展】

蛇牌电刀使用说明

1. 电源插入机器后面，此时若接通开关键，有一半亮。

2. 将负极板线插头拔出，开机，16 秒自检后，若无问题，机器进入负极板选择程序，nEl、nE2 或 nE3，一般双片负极板选择 nE2，过 5 秒后进入正常状态，此时可将患者极板线插入机器。

3. 面板中键为脚踏选择键，当选择镊与手控刀笔两个灯亮时，机器中脚踏控制的是双极镊子的工作，而单极刀笔需要手控来控制，当机器中间刀笔灯亮时，脚踏控制的是单极刀笔的输出，不能使用手动来控制刀笔，而且双极镊子也不能工作。

实训三十七　电视腹腔镜系统使用技术

电视腹腔镜系统使用技术是利用腹腔镜及其相关器械进行手术。使用冷光源提供照明，将腹腔镜镜头（直径为 3～10mm）插入腹腔镜内，运用数字摄像技术使腹腔镜镜头拍摄到的图像通过光导纤维传导至后续的信号处理系统，并且实时显示在专用监视器上，然后医生通过监视器屏幕上所显示患者器官不同角度的图像，对患者的病情进行分析判断，并且运用特殊的腹腔镜器械进行手术（图 37-1）。

【目的】

通过腹腔镜治疗达到疗效确切、创伤小、痛苦轻、恢复快、没有明显手术瘢痕、安全可靠的目的。

【评估】

1. 评估机器性能及所需部件是否齐全。

2. 评估手术用无菌器械是否在有效期内。

【计划】

1. 护士准备　着装整洁，洗手、戴口罩、无菌手套。

2. 物品准备

（1）腹腔镜：诊断性腹腔镜和手术性腹腔镜，两者各有不同类型的视角镜可供选择：0°镜，30°斜视镜，45°斜视镜，70°斜视镜。

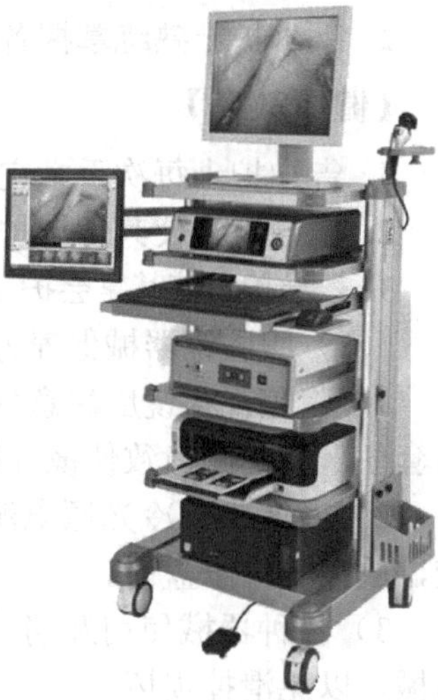

图 37-1　电视腹腔镜系统

（2）内镜电视摄像系统

1）监视器：36～54cm，放置的高度一般比术者视平线低 15°。

2）摄像头：3 晶片数码控制彩色摄像头。

3）信号转换器。

（3）冷光源系统

（4）二氧化碳气腹系统：由气腹机、二氧化碳钢瓶、2.5m 长硅胶管和弹簧气腹针组成。

（5）单、双极多功能高频电刀：可选用常规手术所用的电刀。

（6）冲洗、吸引装置。

（7）录像机、盘式记录仪、静像视频打印机、腹腔镜用超声波诊断装置、腹腔镜用纤维胆道镜、集总监控中心（SCB）等为选配设备。

（8）腹腔镜器械：穿刺器（常规 4 个且包括内芯和套管），气腹导管，抓持器械（由把手、可旋转器械轴和各种工作头部组成），手术剪，止血用器械（包括单极电钩电铲、双极电凝钳、钛夹和钛夹钳、超声刀、血管结扎束等），吸引和冲洗管，腹腔镜拉钩，缝合和结扎器械（包括针持和打结器）。

3. 环境准备　手术间温度、湿度、换气次数、压差符合规范、合理控制人员流动。

【实施】

1. 检查各仪器电源插头与仪器是否插好，将仪器接通电源。

2. 打开气腹机电源开关，气腹机自检完成后待用。当气腹针穿刺成功，确定进入腹腔后，打开进气开关。

3. 将摄像头的目镜端用镜头纸擦净，套以无菌塑料套。接机器端水平插入机器接口中，打开摄像机及监视器开关。

4. 将导光纤维插入冷光源机的光纤接口中，打开电源开关。镜头进入腹腔前，打开光源开关。

5. 根据手术需要调整镜下术野的亮度，调节时轻按调节键，缓慢调节。

6. 手术结束后，先关闭光源开关，再关闭冷光源电源开关。

7. 关闭气腹机。步骤是：关闭进气开关→关闭二氧化碳桶开关→打开气腹机进气开关→放余气→关闭进气开关→关闭气腹机电源开关。

8. 关闭摄像机、监视器电源开关。切断仪器电源，将电源线盘好系于仪器后，将仪器归位。

【评价】

1. 护士能熟练观看显示屏，主动快速传递手术所需物品。

2. 手术护士熟练掌握各器械名称、用途、拆洗和安装方法，能排除仪器的常见故障。

【健康教育】

1. 告知护士每次手术完毕后，应逐一检查仪器性能是否完好，再切断电源。

2. 教导护士使其学会护士各器械名称、用途、安装及排除仪器常见故障方法。

3. 教导护士使其学会护士各腹腔镜器械保养方法、手术常见并发症及术后患者注意事项。

（1）腹腔镜器械保养方法

1）腹腔视角镜应注意保护目镜，镜面用 95%的乙醇棉花清洁后再用软布擦干，保护帽套住，避免碰撞致使镜片模糊不清，影响清晰度。

2）摄像头、冷光源电源线需用柔软、吸水的布擦干，电源线不可折叠，应无角度盘旋，放在等离子盒内。

3）各种器械使用及清洁时，应轻拿、轻放，不得投掷或互相碰撞，不可一手拿多样器械，以免滑掉损坏。

4）腹腔镜仪器，器械精密、昂贵。因此，需有固定的位置放置，熟悉仪器构造、工作原理及器械性能，能熟练安装连接各种仪器，熟练掌握器械性能、用途，了解正确的消毒方法，以及使用保养过程中的注意事项，由受过专门培训的护理人员来管理，并制订严格的保养及管理制度。

5）做好使用登记，详细认真填写每日仪器运转情况、时间、操作医生签名、配合护士签名及患者姓名、年龄、手术名称。

（2）腹腔镜手术常见的并发症

1）与气腹相关的并发症：低氧血症、高碳酸血症与酸中毒、心肌缺血、心梗、充血性心衰、皮下气肿、气胸、气体栓塞、静脉血栓等。

2）与手术有关的并发症：出血（手术部位和穿刺孔出血），内脏损伤，腹壁并发症（穿刺孔出血、穿刺孔感染、穿刺孔疝、腹壁血肿等）。

（3）腹腔镜手术后患者注意事项

1）术后 6 小时内取去枕平卧位，头偏向一侧，防止呕吐物吸入气管（全麻手术）。

2）因术后患者疼痛感较轻，不要忽略按摩患者的腰部和腿部，每半小时为患者翻身一次，以促进血液循环，防止褥疮发生。

3）一般术后 4～6 小时可鼓励患者下床活动，促进肠道功能恢复，以减少腹胀。

4）术后 6 小时即可让患者进少量流质饮食，不要给患者含糖食物。

5）腹腔镜手术切口较小，保持切口清洁干燥即可，一周后伤口敷料即可去掉，并可淋浴，之后逐步恢复正常活动。

【注意事项】

1. 冷光源在使用过程中，主机应放置于通风、散热的台车上，减少光源无效工作时间，以延长使用寿命。

2. 使用二氧化碳气腹机前应注意各接头及高压泵管是否牢固，检查气腹机工作是否正常，若有不安全因素，应修理调试后方可使用，充气导管要求无菌。

3. 手术中要爱护器械，使用得当。用后认真用清水刷洗，气枪吹干后上油，以防受潮生锈。

4. 保持仪器的清洁，监视器、录像设备、气腹机、电凝器等在手术完成后擦净仪器上的灰尘，用防尘罩遮起来，妥善保存，防止损坏。

5. 中转开腹时，应将台上器械及时撤下，换上开腹器械，并清点纱布、器械。撤下的器械不可拿出手术间，以便手术结束时查对。

【课外知识拓展】

达芬奇机器人手术系统

达芬奇机器人手术系统以麻省理工学院研发的机器人外科手术技术为基础。Intuitive Surgical 公司随后与 IBM、麻省理工学院和 Heartport 公司联手对该系统进行了进一步开发。达芬奇外科手术系统是一种高级机器人平台，其设计的理念是通过使用微创的方法，实施复杂的外科手术。现已用于成人和儿童的普通外科、胸外科、泌尿外科、妇产科、头颈外科以及心脏手术。达芬奇机器人由三部分组成：外科医生控制台、床旁机械臂系统、成像系统。

第七节　外科常用技术指导

实训三十八　乳房的自我检查方法

乳房的自我检查是女性通过采用正确的检查手法在最佳时间（即月经来潮后 9～11 天）进行乳房自我检查，以发现异常情况的一种简便易行、安全无创伤的方法。有助于早期发现乳房疾病。20 岁以上的女性，特别是高危人群及乳腺癌术后患者应每月一次乳房自我检查。

【目的】

早期发现乳房病灶。

【案例导入】

床号：35 床，姓名：刘某某，性别：女，年龄：50 岁。

患者因乳腺癌行乳腺癌改良根治术，术后要求定期进行乳房自我检查，防止乳腺癌复发。护士应如何指导患者进行乳房的自我检查？

【评估】

1. 评估患者年龄、自理能力、沟通能力、对乳房自查的认知水平及知情程度、配合及接受程度等。

2. 评估乳房部皮肤清洁度、完整性，自我检查的时间是否正确，最佳时间在月经来后 7～10 天，每月固定 1 天。

【计划】

1. 护士准备　着装整洁，洗手、戴口罩。

2. 用物准备　检查床、镜子、小枕、屏风。

3. 环境准备　室内整洁，温度适宜，关闭门窗，隔帘遮挡。

【实施】

1. 核对患者，向患者及家属解释操作的目的及过程，并取得同意。

2. 关闭门窗，调节室温，隔帘遮挡。

3. 视诊

（1）嘱咐患者站在光线充足的镜子前，脱去上衣，两臂放松垂于身侧，观察两侧乳房的大小和外形是否对称；双侧乳头方向及位置是否一致，乳头有无回缩、分泌物或出血，乳头、乳晕有无糜烂，乳腺区浅表静脉是否怒张等；乳房表面皮肤有无局部隆起、凹陷、溃疡、皮肤橘皮样改变、红肿等表现。

（2）双手叉腰，用力支撑髋部，使胸肌紧张后再检查乳房有无变化。

（3）弯腰、屈肘向后绷紧胸肌使乳房向前下坠，观察乳房轮廓和形状变化。

（4）两手掌相握，两臂高举伸直至头顶，观察双侧乳房皮肤是否红肿、凹陷。转动身体观察乳房的外周及边缘部位。

4. 触诊 乳腺正常表现是柔软、无肿块、无硬结、无触痛感。

（1）体位 乳房较小者平卧，乳房较大者侧卧，肩下垫软薄枕或将被查侧手臂置于头下进行触诊。

（2）一侧手的食指、中指和无名指并拢，用指腹环形触摸对侧乳房，检查手指指腹要紧贴皮肤，用力均匀，力度以手指能触压到肋骨为宜。从外上象限开始检查，依次为外上、外下、内下、内上象限。

（3）检查乳头、乳晕 将手指指腹平放在乳头上，轻轻地向内按压乳头，容易按下为正常现象。用拇指和食指捏住乳头向前挤捏，观察有无溢液。

（4）检查腋窝有无肿块。

（5）另一侧同上。

5. 整理 操作后解释，整理患者、床单位、环境，清理用物，洗手，记录。

【评价】

1. 检查过程顺利，检查方法正确。
2. 环境隐蔽。

【健康教育】

1. 告知患者乳房自我检查的目的。
2. 告知患者乳房自我检查时间。
3. 传授乳房自我检查方法。

【注意事项】

1. 选择合适的乳房自我检查时间，以避免因月经周期中乳腺生理变化而造成的干扰。
2. 注意自我检查手法，触诊检查时避免抓捏乳房。
3. 检查由乳房外周开始，以圆圈状触诊方式向内移动，直至触到乳头处。
4. 不要过多暴露皮肤，注意保暖及保护患者隐私。
5. 检查时应光照充分，避免微小病变引起的体征被忽略。

【语言性沟通】

1. 操作前解释 请问您叫什么名字？（刘某某）刘阿姨，下午好，您的手术很成功，现在感觉怎么样，今天我要教会您乳房自我检查的方法，乳房的自我检查有助于早期发现乳房疾病及乳腺癌的复发。术后您要定期进行乳房自查，所以您一定要学会乳房自我检查方法。我们现在开始可以吗？

2. 操作中指导　刘阿姨，您按我的指导一步一步地进行检查，不会很难，您肯定会做得很好。

我们先进行视诊检查。

刘阿姨，现在躺下来，我们进行触诊检查。

3. 操作后嘱咐　刘阿姨，做得很好。以后每月固定 1 天进行乳房自查，您一定要坚持。

您现在有什么不舒服吗？有事请用呼叫器叫我，呼叫器就在这儿，我也会经常来看您的。

【课外知识拓展】

前哨淋巴结活检

前哨淋巴结活检（sentinelnode biopsy）是 20 世纪 90 年代乳腺外科的一个重要进展。前哨淋巴结指患侧腋窝中接受乳腺癌淋巴引流的第 1 站淋巴结，可用示踪剂显示后切除活检，根据前哨淋巴结的病理结果预测腋淋巴结是否有肿瘤转移，结果阳性者需做腋淋巴结清扫，阴性者可不做。前哨淋巴结活检适用于临床淋巴结阴性的乳腺癌病，对临床Ⅰ期病例其准确性性更高。

实训三十九　乳腺癌术后患侧肢体康复训练法

乳腺癌患者术后患侧肢体康复训练是为了防止乳腺癌根治术后腋窝周围瘢痕挛缩、肌肉萎缩和关节强直，避免挛缩的瘢痕组织压迫腋静脉，可以减轻腋静脉回流受阻，同时促进患肢的血液循环，增加淋巴回流，缩短上肢功能恢复时间，提高患者生活自理能力和工作能力。通过肢体的活动和锻炼，尽量恢复到正常状态。

【目的】

1. 降低淋巴水肿的发生率，促进手臂功能恢复。

2. 防止肌肉萎缩及关节萎缩，协助患者恢复患侧肢体的正常功能。

【案例导入】

床号：3 床，姓名：马某，性别：女，年龄：49 岁。

患者自述 2 个月前无意中发现右侧乳房有一小肿块，无疼痛，近来发现肿块不断增大，乳房皮肤肿胀，来院就诊，诊断为乳腺癌，行乳腺癌根治术。

术后护士如何指导患者进行患侧上肢康复训练？

【评估】

1. 评估患者年龄、自理能力、沟通能力。

2. 评估患者身体状况，疼痛部位、伤口恢复情况及身体耐受情况。

3. 评估环境是否安全、安静。

【计划】

1. 护士准备　着装整洁，洗手、戴口罩。

2. 环境准备　室内整洁、温度适宜，隔离帘遮挡。

【实施】

1. 核对医嘱。

2. 辨识患者，向患者及家属解释肢体功能锻炼的目的及过程，并取得同意。

3. 术后1～7天进行患侧上肢：肘、腕、手指的活动。

（1）术后24小时内，活动手指和腕部，可做伸指、握拳、屈腕锻炼。

（2）术后1～3天，上肢肌肉等长收缩，可用健侧上肢或他人协助患侧上肢进行屈肘、伸臂锻炼。

（3）术后4～7天，继续以上项目，同时增加肘部屈伸运动及用患侧手洗脸、刷牙、进食等。

4. 肩部运动：术后7～10天进行肩部活动，健侧手臂置于患侧手臂下方，用健侧手臂托举患侧手臂抬高至与肩高度一致。

5. 术后11天以上，伤口愈合拆线后无积液、引流管拔除，可逐步增加锻炼强度。

（1）手指爬墙：患侧手放在墙壁上，逐步上移达到最高点后下移。每日标记高度，逐渐递增幅度，直至患侧手指能高举过头。

（2）梳头：以患侧手越过头顶梳对侧头发，直至患侧手臂能越过头顶扪及对侧耳朵。

【评价】

1. 患侧手臂高举程度恢复至术前肢体水平，无肌肉萎缩及瘢痕挛缩发生。

2. 实施过程顺利，患者无损伤，术后患侧肢体功能康复良好。

【健康教育】

1. 告知患者伤口引流管未拔除前或伤口愈合不良不宜上举，应遵医嘱适当推迟上肢外展、上举的活动时间。

2. 告知患者及家属康复训练的重要性，坚持锻炼，要有计划、有目的、循序渐进、持之以恒，不可操之过急。

【注意事项】

1. 不可在患侧手臂进行静脉输液和穿刺；避免患侧肢体搬动、提拉重物，不在患侧测量血压，避免皮肤受损。

2. 患肢功能锻炼须循序渐进，以免影响伤口愈合。

3. 运动要有一定强度，以酸痛但尚能忍受为宜，每日都有进展。

4. 制定个体化锻炼计划，锻炼的过程中采取个别辅导，及时纠正各种偏差，如姿势偏差。

5. 与有氧运动相结合，早期开展局部功能锻炼并结合有氧运动，可通过提高心肺功能，促进局部血液循环，提高酶的活性，使肌纤维增粗，关节滑液分泌增加，防止肌肉萎缩和关节僵硬，使患肢功能得到恢复和改善。

【语言性沟通】

1. 操作前 请问您叫什么名字？（马某）马阿姨，早上好，遵医嘱我们要指导您进行患侧上肢的功能锻炼，通过锻炼能帮助您恢复肢体功能。请问您现在方便吗？

2. 操作中 马阿姨，您跟我一起做。在锻炼过程中如果您感到疲惫、伤口疼痛难忍或其他不适，请您及时告诉我。

3. 操作后　马阿姨，患侧肢体康复训练对促进血液循环、恢复上肢功能有非常重要的作用，一定要每日坚持锻炼，但不可操之过急。请您严格按照我们的要求进行锻炼，伤口引流管未拔除前右侧手臂不能上举。

马阿姨，您今天锻炼得非常认真，谢谢您的配合。如果您有什么不适请按床头呼叫器，我也会经常来看您的。

【课外知识拓展】

粉红丝带运动

粉红丝带运动即于1992年10月由雅诗兰黛集团资深副总裁伊芙琳·兰黛和美国《自我》杂志主编彭尼女士共同首创的以佩戴“粉红丝带”为标志的全球性乳腺癌防治运动。当年美国各地成千上万名妇女自豪地在胸前佩戴上了粉红丝带，在他们的倡导下，“粉红丝带”成为全球乳腺癌防治运动的标志，每年10月为世界乳腺癌防治月或警示月，每年10月18日为防乳癌宣传日，10月的第三个星期五定为粉红丝带关爱日。“及早预防、及早发现、及早治疗”是粉红丝带乳癌防治运动的宗旨。

实训四十　体位引流

体位引流是指利用重力的作用，抬高患部位置，支气管开口向下，使肺、支气管内分泌物排出体外。适用于治疗慢性阻塞性肺疾病、肺脓肿，尤其是慢性支气管炎和支气管扩张。

【目的】

1. 气管内分泌物排出体外的，达到最佳的引流效果。
2. 提高氧含量的水平，有效改善机体缺氧状态。
3. 改善呼吸肌力和效力，产生咳嗽反射。

【案例导入】

床号：7床，姓名：丁某某，性别：男，年龄：62岁。

患者间断咳嗽、咳痰伴喘息近5年，诊断为“慢性支气管炎”，2周前患者于受凉后流涕、咽痛，而后转为咳嗽、咳痰伴喘息，痰量多，痰黏稠不易咳出，现遵医嘱为患者行体位引流。

【评估】

1. 评估患者的病情是否有影响训练的基础疾病如瘫痪、营养不良、心血管疾病、颅压增高等，评估患者耐受力和配合程度。
2. 听诊肺部以评估湿啰音集中的部位。
3. X线胸片提示的炎症病灶所在的肺叶或肺段，以评估有效的引流体位。
4. 评估环境是否清洁、舒适、安静，可采取适当遮挡。

【计划】

1. 护士准备　着装整洁，洗手、戴口罩。

2. 用物准备　枕头、软垫等协助体位摆放的用具，痰杯、纸巾和听诊器，负压吸引器、吸痰管、护理记录单。

3. 环境准备　室内整洁、温度适宜，关闭门窗，必要时屏风遮挡，无关人员回避。

【实施】

1. 核对医嘱，携用物至床旁。

2. 核对患者，向患者及家属解释体位引流的目的、方法，取得合作。

3. 选择合适体位 根据病变部位采取不同姿势进行体位引流。如病变在下叶，取头低足高俯卧位；如病变在中叶，应由一侧卧位转为仰卧位再转为另一侧卧位；如病变位于上叶，则采取坐位或其他适当姿势，以利引流。

4. 引流时，嘱患者间歇做深呼吸并有效咳嗽。

5. 护理人员用手（空心掌）轻拍患者胸或背部，自背下部向上进行，以促进痰液排出，或使用机械震动器，将聚积的分泌物松动，并使其移动，易于咳出或引流。每日 3～4 次，每次 15～20 分钟。

6. 协助患者有效咳嗽排痰，并将痰液置于痰杯中，清洁患者面部。

7. 操作完毕，协助患者坐起。

8. 整理床单位，洗手，记录引流时间、患者病情、生命体征、咳痰情况及痰液性质、量和颜色。

【评价】

1. 患者进行引流时能够很好地配合，采取的体位能够耐受。

2. 患者在体位引流作用下咳出大量痰液。

3. 听诊患者肺呼吸音改变，痰鸣音消失。

4. X 线胸片跟踪肺内分泌物情况，胸片好转。并通过血气分析监测肺内分泌物清除效果，提高氧含量的客观数据，血气分析趋于好转。

【健康教育】

1. 指导患者在进行体位引流过程中做腹式呼吸，促使分泌物的排出。

2. 告知患者体位引流时如有不适及时告诉医护人员。

3. 指导患者引流后用清水或漱口液漱口，减少呼吸道感染的机会。

【注意事项】

1. 引流过程中密切观察患者病情变化，如感头晕、呼吸困难加重，立即停止引流。

2. 引流体位不宜刻板执行，必须采用患者接受，又易于排痰的体位。

3. 在进行支气管引流前 5～10 分钟稀释肺部分泌物：祛痰药雾化吸入；痰液较多者应密切监护，以免引起窒息，必要时用纤维支气管镜吸痰。

4. 一般每日引流次数为 2～3 次，每次 15～20 分钟，身体倾斜度 10°～45°，准确记录 24 小时痰量。

5. 体位引流前患者宜空腹或 1 小时前停止进食，以免造成误吸。

6. 体位引流同时配合叩拍，深呼吸及咳嗽，有助于达到排痰的目的。

7. 头外伤、胸部创伤、咯血、严重心血管疾病患者不宜采用头低足高体位引流。

8. 预防因体位变化而对血流动力学的影响。

【语言性沟通】

1. 操作前解释 请问您是 7 床的丁某某，丁先生吗？（丁某某）丁先生，您好，因为您痰液黏稠不易咳出，严重影响了您的呼吸，我现在帮您做体位引流，体位引流就是通过变换体位，把痰液聚集的部位抬高，利用重力的作用，使肺、支气管内的痰液排出体外，有利于改善您呼吸困难和缺氧状态。请您配合一下好吗？

2. 操作中指导　丁先生，您的痰液主要沉积在左肺下叶，我现在需要将床尾摇高，请您翻身俯卧，如果有什么不舒服请您及时告诉我。

丁先生，请您配合做深呼吸和咳痰动作；我现在帮您叩击背部，促进排痰，请您将痰液置于这个痰杯中。

3. 操作后嘱咐　丁先生，您现在感觉舒服点儿了吗？我们这次就做到这儿，您先休息，我下午再来协助您做体位排痰。您有事请用呼叫器叫我，呼叫器就在这儿，我也会经常来看您的。

实训四十一　呼吸功能训练法

呼吸功能训练，是以进行有效的呼吸，增强呼吸肌，特别是膈肌的肌力和耐力为主要原则，以减轻呼吸困难、提高机体活动能力、预防呼吸肌疲劳、防止发生呼吸衰竭及提高患者生活质量为目的。常见的训练方法有缩唇呼吸、腹式呼吸和全身呼吸体操。

【目的】

扩大胸廓，扩张小气道和肺泡，增加肺泡通气，减少生理死腔量，减少死腔通气，从而得到最大的肺活量。

【案例导入】

床号：8 床，姓名：王某，性别：女，年龄：68 岁。

患者因肺癌行肺叶切除术，术后 12 小时，麻醉已醒，血压平稳，呼吸困难，需护士指导患者进行呼吸功能锻炼。

【评估】

1. 评估患者是否正确理解配合操作目的。
2. 评估患者是否有影响训练的基础疾病，如疼痛、营养不良等。

【计划】

1. **护士准备**　着装整洁，洗手，戴口罩。
2. **物品准备**　护理记录单。
3. **环境准备**　安静，光线明亮，室温适宜。

【实施】

（一）腹式呼吸

是以膈肌运动为主的呼吸运动。由于吸气时横膈膜下降，把脏器挤到下方，因此肚子会膨胀，而非胸部膨胀。为此，呼气时横膈膜将会比平常上升，因而可以进行深度呼吸，呼出较多易停滞在肺底部的二氧化碳。

1. 查对医嘱。
2. 查对患者腕带，向患者及家属解释操作的目的及过程，取得合作。

3. 吸气方式 吸气时气体由鼻孔吸入，把气体深缓地吸入肺底部，保持 3 秒。

4. 呼气方式 呼气时气体经口腔呼出，要缩拢双唇起到增加气道阻力的作用，使气体经过缩窄的双唇之间缓慢呼出。

5. 病情允许，可配合躯体动作运动：举手时吸气，放手时呼气，充分提高呼吸效率。

6. 也可将双手放在腹部，吸气时可感受到鼓腹，呼气时收腹。

7. 吸气与呼气的时间比为 1∶2 较适宜。

8. 嘱咐患者自行呼吸锻炼的频率及次数：每分钟呼吸 7～8 次，每次 5 分钟，逐渐增加至每次 10～15 分钟，每日 2～3 次。

（二）缩唇呼吸

缩唇呼吸是指先闭嘴经鼻吸气 2～3 秒，再缩唇如吹口哨样口形，缓慢呼气 4～6 秒。缩唇呼吸可促使肺泡扩张，组织小气道过早内陷，有利于肺泡内气体交换。

1. 查对医嘱。
2. 查对患者腕带，向患者及家属解释操作的目的及过程，取得合作。
3. 吸气：闭嘴，经鼻吸气 2～3 秒。
4. 呼气：缩唇缓慢呼气，缩唇大小程度由患者自行选择调整，呼气力度在呼出气流能使距口唇 15～20cm 的蜡烛火焰倾斜而不熄灭。
5. 呼与吸气时间比例为 2∶1 或 3∶1，每次 10～20 分钟，每日 2 次。

（三）全身呼吸体操

全身呼吸体操将腹式呼吸、缩唇呼气和扩胸、弯腰、下蹲等动作结合起来。

1. 平静呼吸。
2. 立位吸气，然后前倾呼气。
3. 单举上臂吸气，再双手压腹呼气。
4. 平举上肢吸气，双臂下垂呼气。
5. 平伸上肢吸气，双手压腹呼气。
6. 抱头吸气，转体呼气。
7. 立位，上举上臂吸气，蹲位呼气。
8. 缩唇呼气。
9. 平静呼吸及放松。

【评价】

1. 患者可正确掌握腹式呼吸和缩唇呼吸的方法。
2. 患者膈肌下降。
3. 患者能够耐受训练，无头晕疲劳症状。

【健康教育】

告诉患者正确呼吸锻炼的方法。

【注意事项】

1. 训练过程要由简至繁，待患者掌握动作要领后再进行下一步训练。
2. 训练过程中患者出现不适与疲劳症状要及时给予终止。

3. 要评估呼吸训练效果，如膈肌下降的幅度。

【沟通性语言】

1. 操作前　您好，请问您叫什么名字？让我看一下您的腕带信息。

王阿姨，您现在已经术后12小时了，为了改善您的呼吸功能、防止发生肺部并发症，您现在开始要定时进行呼吸功能训练。通过呼吸功能锻炼可以使您有效地呼吸，增强呼吸肌的肌力和耐力，减轻呼吸困难、提高活动能力、预防呼吸肌疲劳、防止发生呼吸衰竭等并发症。

王阿姨，我现在教您做，好吗？

2. 操作中　王阿姨，我先帮您把床头摇高一点。在练习过程中若有头晕、疲劳等不舒适您一定要及时告诉我。

王阿姨，请您先把手放在腹部，把嘴闭起来，由鼻孔缓慢吸气，吸气时可感受到鼓腹，吸气后保持3秒钟。呼气式缩拢双唇，气体从口腔缓慢呼出，呼气时可感受到收腹。

王阿姨，您先来做一遍。

王阿姨，吸气与呼气的时间尽量做到1∶2。

王阿姨，您做得非常好。

3. 操作后　王阿姨，呼吸训练每天做2～3次，每次5分钟，每分钟7～8次。以后可以增加到每次10～15分钟。呼吸训练时，以不引起头晕疲劳为度。

好的，您还有什么需要吗？如果您有什么不舒适，请按床头呼叫器，我也会定时来看您的，您先休息。

【课外知识拓展】

三球式呼吸训练器

三球式呼吸训练器（图41-1），又称诱导式肺量计或深呼吸锻炼器，其原理是透过模拟深呼吸方式，激发并改善呼吸肌的功能，促进肺部扩张，以维持呼吸道通畅及预防肺不张。其主要用途是避免上腹部及胸部手术术后的患者因伤口疼痛而改变呼吸形态，提供COPD患者术后和有通气功能障碍病史患者或有浅呼吸倾向者做深呼吸锻炼、提高肺活量、促进排痰，以避免痰液瘀滞、肺部感染、肺不张等并发症的发生。

使用方法，患者取坐位，保持上半身直立位；呼吸训练器垂直平放于与眼同高的位置；患者张口咬住咬嘴，缓慢吐气到底，再以最大且快速用力地持续吸气，训练器内的球体升起；吸气后尽可能屏气3～5秒维持气球上升状态，如红色球在顶端停留2秒，则容积为1200ml；如黄色球在顶端停留2秒，则容积为1800ml；如绿球在顶端停留2秒，则容积为2400ml；松开咬嘴缓慢地将气体排出，在每次深呼吸后，调整呼吸，每次可进行10～15次呼吸训练，若想咳痰，先按压伤口，深呼吸后即可咳出。

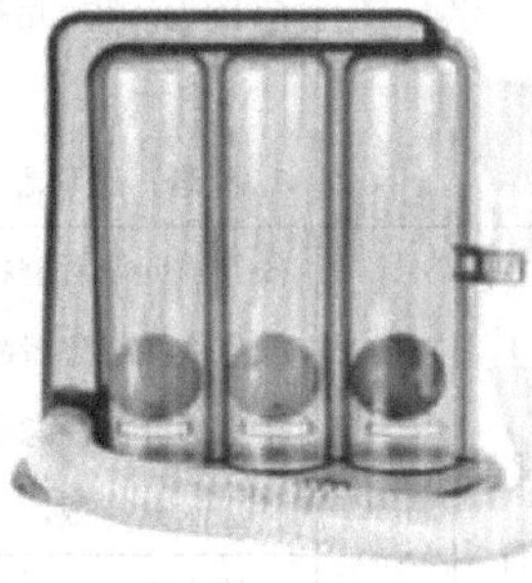

图41-1　三球式呼吸训练器

第三章　外科常用护理技术考核评分标准

实训一　备皮法考核评分标准

项目总分		考核内容	分值	扣分	说明
评估计划质量标准15	护士	尊称患者、自我介绍、耐心解释	1		
		仪表端庄，衣帽整洁	1		
		语言柔和恰当、态度和蔼可亲	1		
		洗手、戴口罩	1		
	患者	患者病情、心理状态、合作程度	2		
		理解目的，有安全感	2		
	用物	用物齐备，放置合理：治疗车、治疗盘内放安全剃刀、弯盘、治疗碗内盛 20%肥皂液及软毛刷、纱布、绷带、棉签、70%乙醇、汽油、手电筒、橡胶单、中单、脸盆内盛温水、毛巾 少一件用物扣 2 分	5		
	环境	整洁、治疗床完好无损、室内温度适宜	2		
实施过程质量标准70		1. 核对解释，并嘱排便后进行备皮	5		
		2. 安置体位	5		
		3. 暴露与铺巾：关门窗，屏风遮挡，暴露备皮区，其下垫橡胶单、中单	10		
		4. 剃除毛发；软毛刷蘸肥皂液涂抹备皮区，左手持纱布右手持剃刀剃去毛发，随时以纱布清除剃刀内过多的毛发	25		
		5. 检查皮肤：是否剃净，有无割痕、割伤	10		
		6. 除垢洁肤：用棉签蘸汽油清除皮肤上的胶布痕迹和油脂，温毛巾洗净擦干	5		
		7. 整理：整理患者、床单位，环境，清理用物，洗手，记录	10		
综合评价质量标准15	沟通	操作前向患者解释	1		
		操作中指导患者配合	1		
		操作后介绍注意事项	1		
		护患沟通有效，患者理解并配合	1		
	技能	实施态度认真，患者安全、舒适	1		
		实施方法正确、熟练、规范	1		
		实施顺利，达到预期效果	1		
		时间＜7min	4		
	知识	1. 说明手术区备皮的目的	2		
		2. 叙述骨科手术的备皮方法	2		
合计					

实训二 换药技术考核评分标准

项目总分		考核内容	分值	扣分	说明
评估计划质量标准 15	护士	尊称患者、自我介绍	1		
		仪表端庄，衣帽整洁	1		
		语言柔和恰当、态度和蔼可亲	1		
		洗手、戴口罩	1		
	患者	患者病情、心理状态、合作程度	2		
		伤口无感染、敷料无脱落，有渗液	2		
	用物	用物齐备，放置合理：治疗盘内置无菌换药碗 2 只、敷料镊 2 把、乙醇棉球和生理盐水棉球若干、药纱条及纱布块若干，另一只碗盖在盛有物品的换药碗上；棉签、松节油、胶布、治疗巾、弯盘；根据需要备探针及其他器械；酌情备绷带、屏风等 少一件用物扣 2 分	5		
	环境	整洁、安全、宽敞、光线充足	2		
实施过程质量标准 70		1. 核对解释，取得合作	5		
		2. 暴露伤口：安置体位及肢体，暴露伤口，酌情遮挡	5		
		3. 揭除敷料：用手揭去皮肤上的胶布，外层敷料放于弯盘内；用镊子夹除内层敷料，有渗血取棉球压迫止血	15		
		4. 清理伤口：用乙醇棉球消毒伤口周围皮肤 2 次，生理盐水棉球清洗伤口；双手持镊进行，两镊不可相碰	25		
		5. 覆盖敷料：根据伤口情况，更换引流物，敷料覆盖伤口，胶布固定，必要时加以绷带包扎	10		
		6. 整理衣被及用物，开窗通风	5		
		7. 洗手、脱口罩，记录伤口情况	5		
综合评价质量标准 15	沟通	操作前向患者解释	1		
		操作中指导患者配合	1		
		操作后介绍注意事项	1		
		护患沟通有效，患者理解并配合	1		
	技能	实施态度认真，患者安全、舒适	1		
		实施方法正确、熟练、规范	1		
		实施顺利，符合无菌操作原则	3		
		时间＜5min	4		
	知识	换药注意事项	2		
合计					

实训三　拆线技术考核评分标准

项目总分		考核内容	分值	扣分	说明
评估计划质量标准15	护士	尊称患者、自我介绍、耐心解释	1		
		仪表端庄，衣帽整洁	1		
		语言柔和恰当、态度和蔼可亲	1		
		洗手、戴口罩	1		
	患者	患者病情、心理状态、合作程度	2		
		切口部位、大小、张力、局部血供及愈合情况	2		
	用物	用物齐备，放置合理：无菌换药包1个、其中有镊子2把、拆线剪刀1把、棉球及无菌敷料、一次性治疗巾，另备碘伏、胶布、弯盘、手消毒液等 少一件用物扣2分	5		
	环境	整洁、安全、温度适宜	2		
实施过程质量标准70		1. 核对、解释并安置适当的体位	5		
		2. 暴露伤口，铺置一次性治疗巾	5		
		3. 揭除伤口敷料方法正确	10		
		4. 消毒皮肤方法正确：碘伏棉球由内向外消毒2遍	15		
		5. 剪线方法正确：左手持镊夹起缝线结轻轻向上提，使埋在皮肤内的缝线露出少许，右手持拆线剪在结下贴近皮肤处剪断缝线随即向剪线侧抽出缝线	15		
		6. 再次消毒切口	5		
		7. 无菌纱布覆盖，胶布固定	5		
		8. 整理床单位，妥善处理用物	5		
		9. 洗手，脱口罩，记录	5		
综合评价质量标准15	沟通	操作前向患者解释	1		
		操作中指导患者配合	1		
		操作后介绍注意事项	1		
		护患沟通有效，患者理解并配合	1		
	技能	实施态度认真，患者安全、舒适	1		
		实施方法正确、熟练，规范	1		
		实施顺利，达到预期效果	1		
		时间＜7min	4		
	知识	1. 描述不同部位切口拆线时间	2		
		2. 切口愈合的分级及切口愈合情况记录方法	2		
合计					

实训四 止血技术考核评分标准

项目总分		考核内容	分值	扣分	说明
评估计划质量标准15	护士	尊称患者、自我介绍、耐心解释	1		
		仪表端庄，衣帽整洁	1		
		语言柔和恰当、态度和蔼可亲	1		
		洗手、戴口罩	1		
	患者	患者病情、心理状态、合作程度	2		
		损伤部位，出血情况	2		
	用物	用物齐备，放置合理：无菌方纱或纱垫数块、清洁手套1双、无菌持物钳1把、无菌持物罐1个、止血带、绷带卷或三角巾、污物桶、灭菌注射用水或外用0.9%氯化钠溶液1瓶、碘伏棉签 少一件用物扣2分	5		
	环境	安静、整洁、治疗床完好无损、室内温度适宜	2		
实施过程质量标准70		1. 核对解释，向患者及家属解释止血的目的及过程，并取得同意	5		
		2. 安置体位	5		
		3. 暴露与铺巾：关门窗，快速查找出血部位，其下垫橡胶单、中单	10		
		4. 根据不同出血部位找到血管压迫点，选择合适的止血方法：止血带止血、指压止血、加压包扎止血	25		
		5. 检查止血带压力均匀、适度；敷料选择合适、创面覆盖完整、扎止血带位置正确	10		
		6. 检查止血效果：出血停止	10		
		7. 整理：整理患者、床单位、环境，清理用物，洗手，记录	5		
综合评价质量标准15	沟通	操作前向患者解释	1		
		操作中指导患者配合	1		
		操作后介绍注意事项	1		
		护患沟通有效，患者理解并配合	1		
	技能	实施态度认真，患者安全、舒适	1		
		实施方法正确、熟练、规范	1		
		实施顺利，达到预期效果	1		
		时间＜5min	4		
	知识	1. 说明止血带止血的目的	2		
		2. 叙述各部位扎止血带的位置	2		
合计					

实训五 包扎技术考核评分标准

项目总分		考核内容	分值	扣分	说明
评估计划质量标准 15	护士	尊称患者、自我介绍、耐心解释	1		
		仪表端庄，衣帽整洁	1		
		语言柔和恰当、态度和蔼可亲	1		
		洗手、戴口罩	1		
	患者	患者病情、心理状态、合作程度	2		
		患者受伤部位有无组织外露及出血情况	2		
	用物	用物齐备，放置合理：治疗车、治疗盘内放弯盘、纱布、绷带、棉签、0.9%氯化钠溶液、碘伏棉签、无菌罐（无菌纱布）、三角巾、四头带或多头带、胶布、别针或夹子 少一件用物扣 2 分	5		
	环境	整洁、治疗床完好无损、室内温度适宜	2		
实施过程质量标准 70		1. 核对解释，向患者解释包扎目的，取得合作	5		
		2. 安置体位，找准伤口，其下垫橡胶单、中单	5		
		3. 检查伤口，用生理盐水冲洗伤口，碘伏棉签消毒创面，用持物钳夹取无菌方纱或纱垫（根据伤口大小），覆盖于伤口上	10		
		4. 选择合适的包扎方法：环形包扎、螺旋形包扎、“8”字包扎、螺旋反折包扎、三角巾包扎	10		
		5. 包扎方法选择正确，包扎动作迅速，一次完成，用力均匀，操作轻巧，松紧适度，包扎牢靠，创口包全	25		
		6. 打结时避开伤口或坐卧受压处，包扎平整，外形美观	10		
		7. 整理：整理患者、床单位、环境，清理用物，洗手，记录	5		
综合评价质量标准 15	沟通	操作前向患者解释	1		
		操作中指导患者配合	1		
		操作后介绍注意事项	1		
		护患沟通有效，患者理解并配合	1		
	技能	实施态度认真，患者安全、舒适	1		
		实施方法正确、熟练、规范	1		
		实施顺利，达到预期效果	1		
		时间＜5min	4		
	知识	1. 说明包扎的目的	2		
		2. 叙述三角巾包扎止血方法	2		
合计					

实训六　固定技术考核评分标准

项目总分		考核内容	分值	扣分	说明
评估计划质量标准15	护士	尊称患者、自我介绍、耐心解释	1		
		仪表端庄，衣帽整洁	1		
		语言柔和恰当、态度和蔼可亲	1		
		洗手、戴口罩	1		
	患者	患者病情、心理状态、合作程度	2		
		受伤部位有无肿胀、畸形、异常活动、组织外露及出血情况	2		
	用物	用物齐备，放置合理：0.9%氯化钠 1 瓶、碘伏棉签 1 罐、无菌持物钳 1 把、无菌罐 1 个、无菌方纱或纱垫数块（无菌罐内）、棉垫 2 块、长短适宜夹板 2 块、绷带 1 卷、三角巾 1 块、胶布 1 卷、污物罐 1 个、手消毒液 1 瓶 少一件用物扣 2 分	5		
	环境	安静、整洁，室内温度适宜	2		
实施过程质量标准70		1. 核对解释：向患者解释固定目的，取得同意	5		
		2. 安置体位，评估患者伤情、有无肿胀、畸形、异常活动	5		
		3. 检查伤口，如伤口有出血或异物，先清洗伤口，消毒创面	15		
		4. 选择合适的固定方法：小夹板固定、三角巾固定	10		
		5. 固定方法选择正确，夹板大小长短选择合适，伤肢固定松紧度适宜，动作熟练，夹板下有无放置衬垫，检查肢端血运情况	25		
		6. 打结时避开伤口或坐卧受压处，包扎平整外形美观	5		
		7. 整理：整理患者、床单位、环境，清理用物，洗手，记录	5		
综合评价质量标准15	沟通	操作前向患者解释	1		
		操作中指导患者配合	1		
		操作后介绍注意事项	1		
		护患沟通有效，患者理解并配合	1		
	技能	实施态度认真，患者安全、舒适	1		
		实施方法正确、熟练、规范	1		
		实施顺利，达到预期效果	1		
		时间＜8min	4		
	知识	1. 说明骨折固定的目的	2		
		2. 叙述骨折特有的临床表现	2		
合计					

实训七　清创术考核评分标准

项目总分		考核内容	分值	扣分	说明
评估计划质量标准 15	护士	尊称患者、自我介绍	1		
		耐心解释，语言柔和恰当、态度和蔼可亲	1		
		仪表端庄，衣帽整洁	1		
		修剪指甲，洗手、戴口罩	1		
	患者	患者伤情、心理承受能力	2		
		伤口的范围、出血程度等	2		
	用物	用物齐备，放置合理：松节油或汽油、肥皂水、毛刷、剪刀、剃刀、生理盐水、双氧水、0.1%苯扎溴铵、纱布块、碘伏棉球、换药碗或弯盘、治疗巾、洞巾、手术刀、手术剪、手术镊、止血钳、持针器、巾钳、组织钳、卵圆钳、拉钩、缝针、缝线、无菌手套、注射器、1%普鲁卡因、绷带、胶布等，动物模型或清创缝合模型 少一件用物扣2分	5		
	环境	环境准备　安静，清洁，舒适、明亮，室温适宜	2		
实施过程质量标准 70		1. 核对、解释，取得合作	2		
		2. 清洗皮肤：无菌纱布覆盖伤口，软毛刷蘸肥皂液洗净伤口周围皮肤，剃除毛发，无肥皂液流入伤口	5		
		3. 揭去覆盖伤口的纱布	2		
		4. 冲洗伤口方法、顺序正确：按生理盐水-双氧水-生理盐水顺序，冲洗3遍	5		
		5. 消毒镊子或小纱布球轻轻除去伤口内的污物、血凝块和异物	5		
		6. 戴无菌手套，施行麻醉	5		
		7. 碘伏棉球消毒皮肤，铺盖消毒手术巾	5		
		8. 仔细检查伤口大小、深度、污染程度及出血情况	2		
		9. 清除血凝块及异物，切除失活和严重受挫的组织，清理至伤口较清洁	10		
		10. 随时用生理盐水冲洗，彻底清理伤口	2		
		11. 重新消毒铺单，更换器械和手套	5		
		12. 彻底止血，由内到外逐层缝合伤口，必要时放置引流	10		
		13. 敷料覆盖，包扎伤口	5		
		14. 整理：患者取舒适卧位，整理床单位；用物处理妥当（口述）	5		
		15. 洗手、脱口罩	2		
综合评价质量标准 15	沟通	操作前向患者解释	1		
		操作中指导患者配合	1		
		操作后介绍注意事项	1		
		护患沟通有效，患者理解并配合	1		
	技能	实施态度认真	1		
		实施方法正确、动作轻稳、熟练	1		
		实施顺利，符合无菌操作原则	3		
		时间＜15min	4		
	知识	清创的注意事项	2		
合计					

实训八　外科刷手技术考核评分标准

项目总分		考核内容	分值	扣分	说明
评估计划质量标准 15	护士	更换手术室专用的清洁鞋、洗手衣裤、帽子、口罩	3		
		内衣袖卷至上臂中段，并被洗手衣袖遮盖；洗手衣下摆收于裤腰之内；裤腿远端平踝部；帽子遮住全部头发；口罩盖住口、鼻	3		
		修剪指甲，并除去甲缘下积垢	2		
	用物	用物齐备，放置合理：消毒手刷置于无菌容器内、抗菌洗手液、无菌小毛巾置于无菌容器内、消毒液浸泡过的纱布块或海绵块 少一件用物扣 2 分	5		
	环境	洗手间用物摆放整齐，刷手池清洁、无接触流水装置，镜子，水温、室温适宜	2		
实施过程质量标准 70		1. 洗手顺序、高度、时间正确：顺序为手掌、手背、指缝、指尖、关节、拇指、腕部、前臂、上臂下 1/3（肘上 10m），重复两遍，时间 2min	10		
		2. 取消毒手刷方法正确，无污染：取出无菌手刷，蘸取抗菌洗手液	5		
		3. 刷手顺序、高度、时间正确：顺序为指尖→甲缘→手指、指缝→手掌→手背→前臂→上臂至肘上 10cm，刷净各处，两侧手臂分段交替，每遍 3min，共 3 遍，约 10min	20		
		4. 冲洗：屈肘冲洗手臂上的肥皂水，污水应从肘部流下，不可流向手部，刷 3 遍则冲 3 遍	5		
		5. 无菌小毛巾取出无污染，擦手方法正确，先擦两手→一侧手前臂→上臂→毛巾换面→另一手前臂→上臂	10		
		6. 消毒：取消毒液浸泡过的纱布块或海绵块涂擦手、臂，方法、顺序正确，消毒至肘上 5～6cm；同法涂擦 2 遍 （如为泡手：双手臂浸泡于 70%乙醇或 0.1%苯扎溴铵溶液中 5min，范围至肘上 5cm 左右。泡毕拱手于胸前，肘部液体滴于桶内）	15		
		7. 手消毒毕，双手保持拱手姿势，不可碰触任何污染物品	5		
综合评价质量标准 15	技能	实施态度认真	2		
		实施方法正确、熟练、规范	2		
		实施顺利，严格无菌操作	3		
		时间＜15min	4		
	知识	外科刷手的注意事项	4		
合计					

实训九　穿脱手术衣技术考核评分标准

项目总分		考核内容	分值	扣分	说明
评估计划质量标准15	护士	洗手衣裤、拖鞋、着装整齐	3		
		戴帽子、口罩	3		
		修剪指甲，并除去甲缘下积垢	2		
	用物	用物齐备，放置合理：无菌手术衣、无菌持物钳、无菌手套 少一件用物扣2分	5		
	环境	手术间温度、湿度符合规范，合理控制人员流动	2		
实施过程质量标准70		1. 外科刷手后、双手拱手，手臂自然干燥，双手不接触任何未消毒物品。双手位置不能高于肩部、不能低于腰部	5		
		2. 正确取出无菌手术衣：面向无菌手术台，双手提衣领两端，选择宽敞处，抖开手术衣，手术衣内面朝向操作者	10		
		3. 将手术衣向上轻掷的同时顺势将双手和前臂伸入衣袖内，勿使手术衣触碰其他物品或地面	10		
		4. 两手臂平举胸前，高不过肩，低不过腰，不朝向左右，动作不能太大	15		
		5. 巡回护士协助穿衣：巡回护士在穿衣者身后协助向后拉衣，不能触及其刷过手的手臂，系好手术衣领带子（遮盖式手术衣需系内片腰带）	10		
		6. 解开腰带，正确递予巡回护士	10		
		7. 巡回护士在穿衣者身后系好腰带，拉平手术衣下摆	5		
		8. 术闭，正确脱下手术衣，放于指定位置	5		
综合评价质量标准15	技能	实施态度认真	2		
		实施方法正确、熟练、规范	2		
		实施顺利，遵循无菌操作原则	3		
		时间＜5min	4		
	知识	穿手术衣的注意事项	4		
合计					

实训十 无触及戴手套技术考核评分标准

项目总分		考核内容	分值	扣分	说明
评估	护士	着装整洁，戴口罩	2		
计划		进行外科刷手	3		
质量		保持手无菌，正确进入手术室	3		
标准	用物	用物齐备，台面清洁干燥，符合无菌原则：无菌手套	5		
15	环境	手术间温度、湿度符合规范、卫生符合规范，合理控制人员流动	2		
实施过程质量标准 70		1. 外科刷手后、双手拱手，手臂自然干燥，双手姿势，不接触任何未消毒物品。双手位置不能高于肩部、不能低于腰部	10		
		2. 穿好无菌手术衣，双手伸入袖口处，手不出袖	5		
		3. 隔着衣袖，左手取右手的无菌手套，扣于右手袖口上，手套的手指向上，各手指相对	10		
		4. 正确戴入右手手套	15		
		5. 右手取左手手套，正确戴入左手手套	20		
		6. 戴手套过程中，手不接触手套外面	5		
		7. 戴手套后，双手保持拱手姿势，不可碰触任何污染物品	5		
综合	技能	实施态度认真	2		
评价		实施方法正确、熟练、规范	2		
质量		实施顺利，严格无菌操作	3		
标准		时间＜3min	4		
15	知识	穿手术衣、戴无菌手套后应注意哪些问题	4		
合计					

实训十一　手术野皮肤消毒技术考核评分标准

项目总分		考核内容	分值	扣分	说明
评估计划质量标准15	人员	器械护士：着装整洁，外科刷手，穿无菌手术衣，戴无菌手套	4		
		巡回护士：换手术室衣、鞋，戴帽子、口罩，外科刷手	2		
		手术医师：外科刷手，穿无菌手术衣，戴无菌手套	2		
	用物	用物齐备，放置合理：消毒纱球、无菌卵圆钳、治疗碗或弯盘、消毒液 少一件用物扣 2 分	5		
	环境	手术间温度、湿度符合规范、卫生符合规范，合理控制人员流动	2		
实施过程质量标准70		1. 器械护士将消毒用的治疗碗及消毒钳递给手术医师	5		
		2. 巡回护士夹取消毒纱球放入治疗碗内，操作规范，无污染	5		
		3. 消毒范围正确	15		
		4. 消毒方法正确，环形或条形消毒 3 遍	15		
		5. 第二、三遍涂擦都不超过第一遍的消毒范围	15		
		6. 正确处理脐孔，第三遍消毒毕，翻过卵圆钳用纱球的另一侧蘸干脐部碘伏	10		
		7. 整理：消毒用过的海绵钳和治疗碗交由巡回护士处理	5		
综合评价质量标准15	沟通	操作前与巡回护士沟通	1		
		操作中与医生、巡回沟通、配合	1		
		操作后与巡回护士沟通，处理用物	1		
	技能	实施态度认真，方法正确、熟练、规范	2		
		实施过程严格无菌操作	4		
		实施顺利，达到预期效果	2		
		时间＜5min	2		
	知识	说明不同部位手术消毒范围	2		
合计					

实训十二 手术区无菌巾单的铺置考核评分标准

<table>
<tr><th colspan="2">项目总分</th><th>考核内容</th><th>分值</th><th>扣分</th><th>说明</th></tr>
<tr><td rowspan="4">评估计划质量标准 15</td><td>人员</td><td>器械护士：着装整洁，外科刷手，穿无菌手术衣，戴无菌手套
一助：换手术室衣、鞋，戴帽子、口罩，外科刷手
手术医师：外科刷手，穿无菌手术衣，戴无菌手套</td><td>2
2
2</td><td></td><td></td></tr>
<tr><td>患者</td><td>患者病情、心理状态、合作程度
理解目的，愿意合作，有安全感</td><td>1
1</td><td></td><td></td></tr>
<tr><td>用物</td><td>用物齐备，放置合理：剖腹巾单包、无菌手术衣、无菌手套
少一件用物扣 2 分</td><td>5</td><td></td><td></td></tr>
<tr><td>环境</td><td>手术间温度、湿度符合规范、卫生符合规范，合理控制人员流动</td><td>2</td><td></td><td></td></tr>
<tr><td colspan="2">实施过程质量标准 70</td><td>1. 刷手前准备：无菌巾单包的有效期及完整性，无误后打开外包装
2. 核对解释，安置体位，暴露手术部位，确定切口部位
3. 协助第一助手正确消毒
4. 检查无菌巾单包内灭菌指示卡是否符合规范，无误后将敷料依种类进行整理
5. 正确铺置切口巾：切口巾传递方法、铺置位置准确，器械护士与一助手无碰触污染
6. 器械护士传递 4 把布巾钳，一助接过固定切口巾的 4 个交角
7. 器械护士递中单的一端给主刀，先脚端后头端铺放
8. 剖腹单铺置方法正确：器械护士递剖腹单给主刀，开孔处正对切口，短端向头、长端向下肢，先向上方再向下方，分别展开
9. 器械护士递 1 块治疗巾，加铺于升降器械托盘上
10. 推无菌器械桌靠近至已铺好无菌单的手术床尾端
11. 无菌单未与四周有菌物接触，其下缘未落到腰以下</td><td>2
3
5
5
10
5
10
15
5
5
5</td><td></td><td></td></tr>
<tr><td rowspan="3">综合评价质量标准 15</td><td>沟通</td><td>操作前向患者解释
操作中指导患者配合
操作后介绍注意事项
护患沟通有效，患者理解并配合</td><td>1
1
1
1</td><td></td><td></td></tr>
<tr><td>技能</td><td>实施态度认真，患者安全
实施方法正确、熟练、规范
实施顺利，达到预期效果
时间<5min</td><td>1
1
1
4</td><td></td><td></td></tr>
<tr><td>知识</td><td>1. 手术区铺置无菌巾单的目的
2. 叙述手术区无菌巾单铺置的注意事项</td><td>2
2</td><td></td><td></td></tr>
<tr><td colspan="2">合计</td><td></td><td></td><td></td><td></td></tr>
</table>

实训十三　无菌器械桌的铺置考核评分标准

项目总分		考核内容	分值	扣分	说明
评估计划质量标准15	护士	着装整洁，帽不露头发、口罩不露鼻	1		
		指甲平短、清洁、不涂指甲油	1		
		不戴耳环、手镯和戒指	1		
		外科刷手后穿好无菌手术衣，戴无菌手套	5		
	用物	用物齐备，放置合理：纱布、纱垫、吸引器皮管、电刀、刀片、无菌手套、辅料包、手术衣包、器械桌、无菌器械包、干燥无菌持物钳、储物盘 少一件用物扣2分	5		
	环境	手术间温度、湿度符合规范、卫生符合规范，合理控制人员流动	2		
实施过程质量标准70		1. 刷手前操作			
		（1）备清洁、干燥的器械台，将器械包放置器械台合适位置	5		
		（2）检查器械包、无菌持物钳包的名称，包布无潮湿、破损，在有效期内	5		
		（3）打开无菌持物钳包、打开无菌器械包外层包布	10		
		2. 外科刷手后穿好无菌手术衣，戴无菌手套后操作			
		（1）检查器械包内灭菌指示卡，将器械依次取出	5		
		（2）按顺序依次摆放器械	20		
		（3）器械摆放合理，器械台整齐，便于手术配合	5		
		（4）清点器械方法、数目正确	10		
		（5）巡回护士配合于药杯内倒入皮肤消毒液，换药碗内倒入无菌盐水	5		
		（6）器械台推至合适位置，手不碰触非无菌区	5		
综合评价质量标准15	技能	实施态度认真，严格无菌操作	3		
		实施方法正确、熟练，器械台摆放整齐	3		
		实施顺利，达到预期效果	1		
		时间＜7min	4		
	知识	说出铺置无菌器械桌的注意事项	4		
合计					

实训十四 手术用布单及手术衣折叠与制作考核评分标准

项目总分		考核内容	分值	扣分	说明
评估计划质量标准 15	护士	着装整洁，洗手、戴口罩不露鼻	3		
		指甲平短、清洁、不涂指甲油	3		
		不戴耳环、手镯和戒指	2		
	用物	用物齐备，放置合理：手术衣、手术巾、中单、剖腹单、洞巾、内层包皮、外层包皮、操作台等 少一件用物扣 2 分	5		
	环境	安静、清洁、舒适、明亮	2		
实施过程质量标准 70		1. 备清洁、干燥的操作台，备齐用物放置于操作台合适位置	5		
		2. 正确折叠手术衣：衣身反面向内，腰带打活结，衣身顺身长方向摆平整，将衣身之后身两侧部分分别向正面折叠，再对折 1/3 使其重叠，将身长两端按 1/2 内折，再对折，领端在外	10		
		3. 正确折叠洞巾：以裂孔为中心，四周做扇形折叠，先扇形折叠脚端于裂孔部之上，再扇形折叠头端相继于其上，扇形折叠左右两侧，以裂口为折缘，将两侧对折	15		
		4. 正确折叠中单：两边做两个对折，两端也做两个对折	10		
		5. 正确折叠切口巾：将切口巾对折，再将两边向同一个方向反折，呈“W”形，两端对折	8		
		6. 包皮放置合适：先铺外层（双层）包皮 1 块，其上再铺内层（单层）包皮 1 块	2		
		7. 包内用物放置顺序合适：按使用先后顺序（由下到上依次为洞巾—2 块中单—4 把布巾钳—4 块切口巾）摆放，放灭菌指示条 1 个	10		
		8. 打包方法正确	3		
		9. 打包手术衣方法正确，手术衣打包数量合适	5		
		10. 整理用物	2		
综合评价质量标准 15	技能	实施态度认真，严格无菌操作	3		
		实施方法正确、熟练，器械台摆放整齐	3		
		实施顺利，达到预期效果	1		
		时间＜7min	4		
	知识	说出无菌包的保管方法和有效期	4		
合计					

实训十五　手术体位的摆放技术考核评分标准

1. 侧卧手术体位摆放评分标准

项目总分		考核内容	分值	扣分	说明
评估计划质量标准 15	护士	着洗手衣，戴帽子，发不外露	2		
		修剪指甲，洗手、戴口罩	2		
	患者	患者皮肤完整性	2		
		患者各关节功能灵活度	2		
	用物	用物齐备，放置合理：腋垫1个、枕头或头圈1个、双层支臂架1个、长沙袋2个、大软垫1个、骨盆挡板2个、约束带1条、四头束臂带2条、麻醉头架1个 少一件用物扣2分	5		
	环境	整洁、手术间温度、湿度符合规范、清洁、安静	2		
实施过程质量标准 70		1. 正确放置双层托手架	5		
		2. 患者健侧卧位90°（术侧在上）	5		
		3. 双手臂放于支臂架上并妥善固定：支臂架置于距腋窝约15cm的地方，下侧手臂用海绵包裹，呈功能位固定，双上肢远端关节应高于近端关节	5		
		4. 正确放置腋垫	10		
		5. 放置两侧沙袋位置正确，妥善固定	10		
		6. 挡板固定正确	5		
		7. 腿垫放置舒适，两腿伸屈摆放正确　（泌尿外：上腿伸直，下腿屈曲；胸外：上腿屈曲，下腿伸直）	10		
		8. 约束带固定妥当，松紧适宜	5		
		9. 体位正，必要时对准腰桥	5		
		10. 上麻醉架	5		
		11. 妥善整理用物	5		
综合评价质量标准 15	沟通	尊称患者、自我介绍、耐心解释	2		
		护患沟通有效，患者理解并配合	1		
		操作态度认真，动作轻柔	1		
	技能	实施态度认真，患者安全、舒适	2		
		实施方法正确、操作熟练、规范	2		
		时间＜5min	3		
	知识	1. 说明摆放手术体位的目的	2		
		2. 叙述摆放胸部手术侧卧位的注意事项	2		
合计					

2. 垂头仰卧位摆放评分标准

项目总分		考核内容	分值	扣分	说明
评估计划质量标准15	护士	着洗手衣，戴帽子，发不外露	2		
		修剪指甲，洗手、戴口罩	2		
	患者	患者皮肤完整性	2		
		患者各关节功能灵活度	2		
	用物	用物齐备，放置合理：肩垫1个、圆枕1个、小沙袋2个、中单1条、约束带1条、头圈1个 少一件用物扣2分	5		
	环境	整洁、手术间温度、湿度符合规范、清洁、安静	2		
实施过程质量标准70		1. 三角巾放置平整	5		
		2. 肩垫放置正确且大小事宜	10		
		3. 圆枕大小合适	5		
		4. 沙袋放置正确，固定稳且头部不悬空	10		
		5. 两侧沙袋放置位置正确，固定妥当	10		
		6. 体位垫放置手法正确	5		
		7. 托盘放置正确，固定妥当	10		
		8. 手术区域暴露清楚	5		
		9. 约束带固定妥当，松紧适宜	5		
		10. 妥善整理用物	5		
综合评价质量标准15	沟通	尊称患者、自我介绍、耐心解释	2		
		护患沟通有效，患者理解并配合	1		
		操作态度认真，动作轻柔，爱伤观念强	2		
	技能	实施态度认真，患者安全、舒适	2		
		实施方法正确、操作熟练、规范	2		
		时间＜5min	3		
	知识	叙述仰卧手术体位摆放注意事项	3		
合计					

3. 俯卧位摆放评分标准

项目总分		考核内容	分值	扣分	说明
评估计划质量标准 15	护士	着洗手衣，戴帽子，发不外露	2		
		修剪指甲，洗手，戴口罩	2		
	患者	患者皮肤完整性	2		
		患者各关节功能灵活度	2		
	用物	用物齐备，放置合理："C"形抗压凝胶垫 1 个、胸垫 1 个、脚垫 1 个、方垫 3 个、约束带 2 条、中单 2 条、麻醉头架 1 个 少一件用物扣 2 分	5		
	环境	整洁、手术间温度、湿度符合规范、清洁、安静	2		
实施过程质量标准 70		1. 正确放置头板托	10		
		2. "C"形抗压垫放置适当，眼部、下颌不受压	5		
		3. 胸垫、腹垫放置适当，腹部悬空	10		
		4. 髂嵴垫固定妥当，位置正确	10		
		5. 腿垫、足垫放置妥当，使小腿关节自然下垂	10		
		6. 体位垫放置手法正确	5		
		7. 约束带固定妥当，松紧适宜	5		
		8. 手术区域暴露清楚	5		
		9. 上麻醉头架	5		
		10. 妥善整理用物	5		
综合评价质量标准 15	沟通	尊称患者、自我介绍、耐心解释	2		
		护患沟通有效，患者理解并配合	1		
		操作态度认真，动作轻柔，爱伤观念强	2		
	技能	实施态度认真，患者安全、舒适	2		
		实施方法正确、操作熟练、规范	2		
		时间＜5min	3		
	知识	叙述俯卧手术体位摆放注意事项	3		
合计					

4. 截石位摆放评分标准

项目总分		考核内容	分值	扣分	说明
评估计划质量标准 15	护士	着洗手衣，戴帽子，发不外露	2		
		修剪指甲，洗手、戴口罩	2		
	患者	患者皮肤完整性	2		
		患者各关节功能灵活度	2		
	用物	用物齐备，放置合理：腿架 2 个、棉垫 2 块、小软垫 1 个、一次性中单 1 块、绷带 2 卷、麻醉头架 1 个 少一件用物扣 2 分	5		
	环境	整洁、手术间温度、湿度符合规范，清洁、安静	2		
实施过程质量标准 70		1. 正确放置固定双手的布单	2		
		2. 正确安置两侧腿架（高度、角度、布垫、绷带）	16		
		3. 双腿自然弯曲，贴合于腿架，妥善固定	18		
		4. 双腿髋关节外展 45°～60°	5		
		5. 患者下移位置准确（臀至床缘）	4		
		6. 正确放置小软垫	5		
		7. 一次性中单平整	5		
		8. 双上肢固定妥当	5		
		9. 上麻醉头架	5		
		10. 妥善整理用物	5		
综合评价质量标准 15	沟通	尊称患者、自我介绍、耐心解释	2		
		护患沟通有效，患者理解并配合	1		
		操作态度认真，动作轻柔，爱伤观念强	2		
	技能	实施态度认真，患者安全、舒适	2		
		实施方法正确、操作熟练、规范	2		
		时间＜5min	3		
	知识	叙述截石位摆放注意事项	3		
合计					

实训十六　外科常用手术器械识别考核评分标准

项目总分		考核内容	分值	扣分	说明
评估计划质量标准 15	护士	着装整洁，帽不露头发、口罩不露鼻	1		
		指甲平短、清洁、不涂指甲油	1		
		不戴耳环、手镯和戒指	1		
		外科刷手后穿好无菌手术衣，戴无菌手套	5		
	用物	用物齐备，放置合理：手术刀、手术剪、手术镊、血管钳及其他钳类、持针器、巾钳、组织钳、卵圆钳、牵开器、吸引器头、缝针、缝线等	5		
		少一件用物扣 2 分			
	环境	手术间温度、湿度符合规范、卫生符合规范，合理控制人员流动	2		
实施过程质量标准 70		1. 手术刀、刀片：常用型号、种类、特点、用途	5		
		2. 手术剪：类型、特点、用途	5		
		3. 手术镊：类型、特点、用途	5		
		4. 持针器：类型、特点、用途	5		
		5. 缝合针、线：类型、特点、用途	5		
		6. 血管钳及其他钳类：类型、特点、用途	5		
		7. 拉钩：类型、特点、用途	2		
		8. 吸引器头：类型、特点、用途	2		
		9. 刮匙：类型、特点、用途	2		
		10. 探针：类型、特点、用途	2		
		11. 剥离子：类型、特点、用途	2		
		12. 其他钳类：抽取 5 件器械，正确辨识并说出其特点、用途	10		
		13. 配出一套阑尾切除术所需器械（必需器械少一件扣 2 分）	20		
	技能	实施态度认真，能正确辨认外科常用手术器械	4		
		能描述常用手术器械结构特点和基本性能	2		
		能说出器械清洗的注意点和器械保养的方法	3		
		时间＜5min	2		
	知识	1. 描述特异性感染手术后器械的消毒处理方法	2		
		2. 准备一套阑尾切除术所用的手术器械	2		
合计					

实训十七 常用手术器械使用及传递技术考核评分标准

项目总分		考核内容	分值	扣分	说明
评估计划质量标准 15	护士	着装整洁，帽不露头发、口罩不露鼻	1		
		指甲平短、清洁、不涂指甲油	1		
		不戴耳环、手镯和戒指	1		
		外科刷手后穿好无菌手术衣，戴无菌手套	5		
	用物	用物齐备，放置合理：持针器、缝针、缝线、手术刀柄、手术刀片及其他钳、剪、镊等器械 少一件用物扣 2 分	5		
	环境	手术间温度、湿度符合规范、卫生符合规范，合理控制人员流动	2		
实施过程质量标准 70		1. 装、卸手术刀：持针器夹持刀片装、卸，方法正确，无刀片折断、割伤手指等情况发生	10		
		2. 手术刀传递：方法正确，注意保护自己及其他手术人员	5		
		3. 穿针引线：夹针位置、回头线长度符合标准，双手配合操作方法正确	10		
		4. 持针器传递：方法正确，缝针未伤及自己及其他手术人员，缝线未影响术者操作，无掉线	6		
		5. 止血钳传递：单手传递、双手传递法方法正确	6		
		6. 拉钩传递：传递前做到先用生理盐水浸湿，抓头端递柄端	5		
		7. 镊子、剪刀、咬骨钳传递方法正确	9		
		8. 缝线传递：徒手传递、钳带线方法正确，符合标准，方便术者手术操作	6		
		9. 敷料的传递：传递前将纱布打开、浸湿，持纱布的两端呈角传递。棉片传递前先浸湿，捏住尾线，食指依托，水平传递	10		
		10. 橡皮筋传递：方法正确	3		
综合评价质量标准 15	技能	实施态度认真，严格遵循无菌原则	4		
		传递器械稳、准、轻、快，传递器械力度适宜	3		
		及时收回切口周围的器械，无器械堆积、掉地等情况	3		
		时间＜7min	2		
	知识	描述各类器械的保养方法	3		
合计					

实训十八　手术基本技术操作考核评分标准

项目总分		考核内容	分值	扣分	说明
评估计划质量标准 15	护士	着装整洁，帽不露头发、口罩不露鼻	1		
		指甲平短、清洁、不涂指甲油	1		
		不戴耳环、手镯和戒指	1		
		外科刷手后穿好无菌手术衣，戴无菌手套	5		
	用物	用物齐备，放置合理：缝合模型、组织剪、线剪、有齿镊、无齿镊、血管钳、各种型号缝合针、缝合线、持针器、丝线等 少一件用物扣 2 分	5		
	环境	安静，清洁，舒适，明亮及温度适宜	2		
实施过程质量标准 70		1. 切开			
		（1）切开方法正确，下刀垂直，运刀 45°，止刀垂直	10		
		（2）切开力度适当，用力均匀，解剖层次清楚	5		
		2. 止血：方法正确，钳夹组织不过多	5		
		3. 结扎：打结方法正确、牢固，无滑结、假结	10		
		4. 剪线：持剪手法正确，剪线方法正确，线头不过长或过短	10		
		5. 缝合			
		（1）进针拔针方法正确	5		
		（2）针距、边距合适	5		
		（3）双手器械配合自如，使用正确，操作熟练	5		
		6. 拆线：拆线前消毒切口及周围，拆线方法正确，无污染	10		
		7. 整理用物，洗手，记录	5		
综合评价质量标准 15	技能	实施态度认真，严格遵循无菌原则	4		
		使用器械稳、准、轻、快，抓持器械手法正确	3		
		操作熟练、流畅	3		
		时间＜7min	2		
	知识	描述缝合方法种类	3		
合计					

实训十九　胃肠减压技术考核评分标准

项目总分		考核内容	分值	扣分	说明
评估计划质量标准 15	护士	尊称患者、自我介绍	1		
		耐心解释，语言柔和恰当、态度和蔼可亲	1		
		仪表端庄，衣帽整洁	1		
		修剪指甲，洗手、戴口罩	1		
	患者	患者身体状况、影响操作的因素	2		
		理解能力，合作程度	2		
	用物	用物齐备，放置合理 （1）治疗车上层：治疗盘内放胃管 2 根、治疗碗 2 个（内盛生理盐水或温开水）、镊子 1 把、止血钳 1 把；必要时备压舌板 1 根、弯盘 1 个、20ml 注射器 1 个、治疗巾 1 块、纱布 2 块；治疗盘外放小药杯（内放液体石蜡棉球）、棉签、胶布、别针、手电筒、听诊器、胃肠减压器、无菌手套、执行单 （2）治疗车下层：医疗垃圾桶、生活垃圾桶 少一件用物扣 2 分	5		
	环境	室内整洁、光线明亮、温度适宜。	2		
实施过程质量标准 70		1. 核对解释，取得合作	2		
		2. 胃管选择合适	3		
		3. 患者体位舒适且便于操作，取下义齿	5		
		4. 治疗巾铺置合适，弯盘摆放位置合适	5		
		5. 清洁鼻腔	5		
		6. 插管长度测量正确，液体石蜡润滑胃管	10		
		7. 插管动作轻稳，插管深度合适	10		
		8. 能正确判断胃管是否在胃内	10		
		9. 胃管固定稳妥，并注明胃管留置时间和长度	10		
		10. 负压吸引装置连接正确，导管通畅	5		
		11. 致谢，妥善整理用物，洗手，记录	5		
综合评价质量标准 15	沟通	操作前向患者解释	1		
		操作中指导患者配合	1		
		操作后介绍注意事项	1		
		护患沟通有效，患者理解并配合	1		
	技能	实施态度认真，患者安全、舒适	1		
		实施方法正确、动作轻稳熟练	1		
		实施顺利，达到预期效果	1		
		时间＜5min	4		
	知识	检查胃管是否在胃内的方法	4		
合计					

实训二十　"T"形管引流护理技术考核评分标准

项目总分		考核内容	分值	扣分	说明
评估计划质量标准15	护士	尊称患者、自我介绍、耐心解释	1		
		仪表端庄，衣帽整洁	1		
		语言柔和恰当、态度和蔼可亲	1		
		洗手、戴口罩	1		
	患者	患者身体状况、心理状态、合作程度	2		
		引流部位，引流管周围皮肤的清洁度，皮肤完整性	2		
	用物	用物齐备，放置合理：治疗车、治疗盘内放引流袋、引流管、无菌手套1双、血管钳1把、棉签、碘伏、氧化锌软膏、弯盘、量杯、无菌治疗巾、别针等 少一件用物扣2分	5		
	环境	室内整洁、光线明亮、温度适宜。	2		
实施过程质量标准70		1. 核对解释，取得合作	2		
		2. 关闭门窗或屏风遮挡，安置患者于舒适卧位，暴露"T"形管	5		
		3. 戴无菌手套，铺无菌巾	3		
		4. 夹闭引流管，打开引流袋出口旋钮，放出引流袋中胆汁，观察并记录胆汁的量、性质及颜色	15		
		5. 取下旧的引流管及袋，放入医用垃圾袋中，"T"形管接头端置于无菌治疗巾上	5		
		6. 新引流袋挂于床边挂钩上，出口处拧紧	5		
		7. 消毒引流管接头处，衔接新的引流袋，打开止血钳，观察有无胆汁流出	15		
		8. 别针固定引流管于床单上，长度适宜	3		
		9. 消毒引流管周围皮肤，涂抹氧化锌软膏，覆盖敷料，胶布固定	12		
		10. 整理：整理患者、床单位，环境，清理用物，洗手，记录	5		
综合评价质量标准15	沟通	操作前向患者解释	1		
		操作中指导患者配合	1		
		操作后介绍注意事项	1		
		护患沟通有效，患者理解并配合	1		
	技能	实施态度认真，患者安全、舒适	1		
		实施方法正确、熟练、规范	1		
		实施顺利，达到预期效果	1		
		时间＜5min	4		
	知识	1. 说明"T"形引流管引流的目的	2		
		2. 叙述"T"形引流管护理要点	2		
合计					

实训二十一　胸腔闭式引流的护理考核评分标准

项目总分		考核内容	分值	扣分	说明
评估计划质量标准15	护士	尊称患者、自我介绍、耐心解释	1		
		仪表端庄，衣帽整洁	1		
		语言柔和恰当、态度和蔼可亲	1		
		洗手、戴口罩	1		
	患者	患者病情、心理状态、合作程度	2		
		理解目的，有安全感	2		
	用物	用物齐备，放置合理：听诊器、无菌胸腔闭式引流瓶、止血钳2把、胶布、无菌生理盐水、别针，棉签、碘伏 少一件用物扣2分	5		
	环境	室内安静、整洁，温度适宜，必要时适当遮挡	2		
实施过程质量标准70		1. 核对解释、取得合作	5		
		2. 备无菌胸腔引流瓶，倒入无菌生理盐水液量适当，长玻璃管埋于水下3～4cm。在引流瓶的水平线上注明日期和水量	15		
		3. 两把止血钳双重夹闭引流管，将其与胸腔闭式引流管分离	10		
		4. 消毒胸引管接头	5		
		5. 连接新胸腔闭式引流管，胶布固定	5		
		6. 松开止血钳，观察引流管是否通畅及患者反应	10		
		7. 别针妥善固定引流管于床上	5		
		8. 将引流瓶放于低于胸腔60～100cm处	5		
		9. 安置患者于半卧位，整理床单位	5		
		10. 洗手、脱口罩，记录	5		
综合评价质量标准15	沟通	操作前向患者解释	1		
		操作中指导患者配合	1		
		操作后介绍注意事项，健康宣教	1		
		护患沟通有效，患者理解并配合	1		
	技能	实施态度认真，患者安全、舒适	1		
		实施方法正确、熟练、规范	1		
		实施顺利，达到预期效果	1		
		时间＜7min	4		
	知识	1. 说明胸腔闭式引流的护理措施	2		
		2. 说明胸腔闭式引流的适应证	2		
合计					

实训二十二 膀胱冲洗技术考核评分标准

项目总分		考核内容	分值	扣分	说明
评估计划质量标准 15	护士	尊称患者、自我介绍、耐心解释	1		
		仪表端庄，衣帽整洁	1		
		语言柔和恰当、态度和蔼可亲	1		
		洗手、戴口罩	1		
	患者	患者病情、心理状态、合作程度	2		
		理解目的，有安全感	2		
	用物	用物齐备，放置合理：治疗车，消毒治疗盘，医嘱单，膀胱冲洗标示牌，无菌换药盘 2 个（镊子 2 把、0.25%碘伏棉球 6 个）膀胱冲洗液，加温罐，一次性膀胱冲洗器，消毒液，止血钳 1 把，一次性手套，尿垫，无菌镊子罐，无菌引流袋 2 个，别针 1 个 少一件用物扣 2 分	5		
	环境	室内安静、整洁，温度适宜，必要时适当遮挡。	2		
实施过程质量标准 70		1. 核对解释、取得合作	2		
		2. 协助患者取合适体位	3		
		3. 将膀胱冲洗液悬挂在输液架上，连接冲洗装置正确："Y"形管一头连接冲洗管、另外两头分别连接导尿管和尿袋。连接前对各个连接部进行消毒	15		
		4. 夹闭尿袋，打开冲洗管，冲洗速度合适	10		
		5. 夹闭冲洗管，打开尿袋，排出冲洗液，如此反复进行	10		
		6. 冲洗过程中观察患者的反应及冲洗液的量及颜色	5		
		7. 正确评估冲洗液入量和出量，膀胱有无憋胀感	10		
		8. 冲洗完毕，取下冲洗管，消毒导尿管口，接尿袋，妥善固定，位置低于膀胱，以利引流尿液	10		
		9. 整理：协助患者取舒适卧位，整理用物，洗手，记录	5		
综合评价质量标准 15	沟通	操作前向患者解释	1		
		操作中指导患者配合	1		
		操作后介绍注意事项，健康宣教	1		
		护患沟通有效，患者理解并配合	1		
	技能	实施态度认真，患者安全、舒适	1		
		实施方法正确、熟练、规范	1		
		实施顺利，达到预期效果	1		
		时间＜7min	4		
	知识	说明膀胱冲洗的注意事项	4		
合计					

实训二十三　脑室引流护理技术考核评分标准

项目总分		考核内容	分值	扣分	说明
评估计划质量标准 15	护士	尊称患者、自我介绍、耐心解释	1		
		仪表端庄，衣帽整洁	1		
		语言柔和恰当、态度和蔼可亲	1		
		洗手、戴口罩	1		
	患者	患者病情、心理状态、合作程度	2		
		评估引流液情况及引流部位敷料有无渗血、渗液	2		
	用物	用物齐备，放置合理：弯盘、无齿血管钳、无菌手套治疗车、无菌治疗盘、新引流袋、换药碗 2 个、镊子、纱布、棉球多个，无菌治疗巾 2 张、棉签、碘伏、直尺 少一件用物扣 2 分	5		
	环境	室内整洁、安静，温度适宜	2		
实施过程质量标准 70		1. 核对医嘱，解释目的，取得合作	2		
		2. 协助患者取合适体位，暴露引流管与引流袋/瓶连接处	6		
		3. 铺置治疗巾、置弯盘、用物摆放合理	6		
		4. 戴手套	5		
		5. 止血钳夹闭引流管近端，分离引流管与引流袋/瓶接头，接头处放置合理，无污染	15		
		6. 消毒引流管管口及外周	6		
		7. 无菌条件下将新的引流袋/瓶与引流管连接	5		
		8. 松开止血钳，确保引流通畅	5		
		9. 引流袋/瓶固定位置合适，引流管固定高度合适	15		
		10. 整理用物，洗手，记录	5		
综合评价质量标准 15	沟通	操作前向患者解释	1		
		操作中指导患者配合	1		
		操作后介绍注意事项	1		
		护患沟通有效，患者理解并配合	1		
	技能	实施态度认真，患者安全、舒适	1		
		实施方法正确、熟练、规范	1		
		实施顺利，达到预期效果	1		
		时间＜5min	4		
	知识	描述脑室引流的护理要点	4		
合计					

实训二十四 结肠造口护理技术考核评分标准

项目总分		考核内容	分值	扣分	说明
评估计划质量标准 15	护士	尊称患者、自我介绍、耐心解释	1		
		仪表端庄，衣帽整洁	1		
		语言柔和恰当、态度和蔼可亲	1		
		洗手、戴口罩	1		
	患者	患者病情、心理状态、合作程度	2		
		患者身体状况、造口类型及造口周围皮肤情况	2		
	用物	用物齐备，放置合理：治疗车、一次性治疗巾、袋夹、造口测量尺、治疗盘、剪刀、镊子或止血钳、换药碗、一件式或两件式造口袋、无菌手套、造口粉、防漏膏、皮肤保护膜、棉签、生理盐水棉球、卫生纸、污物桶等 少一件用物扣 2 分	5		
	环境	室内整洁、温度适宜，操作空间相对独立，私密	2		
实施过程质量标准 70		1. 核对解释，取得合作	2		
		2. 关闭门窗，屏风遮挡，安置患者于舒适体位	3		
		3. 暴露造口部位，铺一次性中单	5		
		4. 戴手套，正确撕离已用的造口袋，观察排泄物的颜色，性状及量	10		
		5. 擦去造口周围及表面的粪便，弃去污物及撕下的造口袋	10		
		6. 清洁观察造口周围皮肤：生理盐水棉球擦拭造口及周围皮肤，观察造口周围的皮肤，根据需要使用造口粉、皮肤保护膜等	15		
		7. 裁剪与粘贴造口袋：测量造口大小，正确裁剪造口袋	10		
		8. 撕去黏贴纸，将造口袋底盘开口对准造口，紧密贴于造口周围皮肤并轻压造口底盘 10～20 秒，夹上便袋夹	10		
		9. 整理：整理患者、床单位、环境，清理用物，洗手，记录	5		
综合评价质量标准 15	沟通	操作前向患者解释	1		
		操作中指导患者配合	1		
		操作后介绍注意事项	1		
		护患沟通有效，患者理解并配合	1		
	技能	实施态度认真，患者安全、舒适	1		
		实施方法正确、熟练、规范	1		
		实施顺利，达到预期效果	1		
		时间＜7min	4		
	知识	1. 说明结肠造口目的	2		
		2. 叙述结肠造口护理的注意事项	2		
合计					

实训二十五　更换引流袋考核评分标准

项目总分		考核内容	分值	扣分	说明
评估计划质量标准15	护士	尊称患者、自我介绍、耐心解释	1		
		仪表端庄，衣帽整洁	1		
		语言柔和恰当、态度和蔼可亲	1		
		洗手、戴口罩	1		
	患者	患者病情、心理状态、合作程度	2		
		引流管的有效性、通畅性	2		
	用物	用物齐备，放置合理：①治疗车上层：治疗盘，一次性引流袋1个，换药弯盘（内置纱布、棉球、止血钳1把、镊子1把），碘伏，手消液，一次性治疗巾1个；②治疗车下层：生活垃圾和医疗垃圾桶，锐器盒；③医嘱单 少一件用物扣2分	5		
	环境	安静、整洁，注意适当遮挡患者，以保护隐私	2		
实施过程质量标准70		1. 核对解释，取得合作	5		
		2. 患者肢体放于适当部位，铺治疗巾	5		
		3. 检查原引流管的位置、固定、密闭等情况及管周皮肤、敷料情况	5		
		4. 打开并检查新引流袋的密闭性、完好性，拧紧引流袋出口盖帽，将引流袋挂于床沿	5		
		5. 夹闭导管：由近及远挤捏引流管后，于引流管尾端上3～6cm处止血钳夹闭引流管	10		
		6. 消毒、分离接管：以碘伏环形消毒引流管与连接管的衔接处，分离引流接管、再次消毒引流管横截面	15		
		7. 换管、检查：移去旧引流袋，将新的无菌引流袋头端紧密连接在引流管尾端	10		
		8. 妥善固定引流管，松开血管钳，检查引流管通畅情况	10		
		9. 整理、记录：整理患者衣被及用物，洗手、记录引流量、颜色、性状及换管时间	5		
综合评价质量标准15	沟通	操作前向患者解释	1		
		操作中指导患者配合	1		
		操作后介绍注意事项	1		
		护患沟通有效，患者理解并配合	1		
	技能	实施态度认真，患者安全、舒适	1		
		实施方法正确、熟练、规范	1		
		实施顺利，达到预期效果	1		
		时间＜5min	4		
	知识	引流管的护理要点	4		
合计					

实训二十六　轴线翻身技术考核评分标准

1. 二人轴线翻身法评分标准

项目总分		考核内容	分值	扣分	说明
评估计划质量标准 15	护士	尊称患者、自我介绍	1		
		耐心解释，语言柔和恰当、态度和蔼可亲	2		
		仪表端庄，衣帽整洁	1		
		修剪指甲，洗手、戴口罩	1		
	患者	患者身体状况、意识及配合能力	2		
		影响翻身操作的因素，如损伤部位、伤口、输液、导管等	2		
	用物	用物齐备，放置合理：软枕 2 个 少一件用物扣 2 分	4		
	环境	环境清洁，安全、安静	2		
实施过程质量标准 70		1. 核对解释，取得合作	3		
		2. 移开床旁桌、拉起对侧护栏、取下床头动作轻稳	6		
		3. 松开被尾	3		
		4. 正确处理输液及引流导管	3		
		5. 正确保护受伤部位及伤口	3		
		6. 护士甲托头部及移枕头动作适当	5		
		7. 患者双手摆放位置合适	6		
		8. 下肢位置摆放合适	6		
		9. 护士甲协助翻身：双手位置放置合适，翻身动作准确，保持脊柱平直	15		
		10. 护士乙垫枕动作正确，软枕位置摆放合适	10		
		11. 翻身后两膝自然屈曲	5		
		12. 妥善整理用物，洗手，记录	5		
综合评价质量标准 15	沟通	操作前向患者解释	1		
		操作中指导患者配合	1		
		操作后介绍注意事项	1		
		护患沟通有效，患者理解并配合	1		
	技能	实施态度认真，患者安全、舒适	1		
		实施方法正确、动作稳准熟练	1		
		实施顺利，达到预期效果	1		
		时间＜5min	4		
	知识	脊柱损伤患者翻身注意事项	4		
合计					

2. 三人轴线翻身法评分标准

项目总分		考核内容	分值	扣分	说明
评估计划质量标准15	护士	尊称患者、自我介绍	1		
		耐心解释，语言柔和恰当、态度和蔼可亲	2		
		仪表端庄，衣帽整洁	1		
		修剪指甲，洗手、戴口罩	1		
	患者	患者身体状况、意识及配合能力	2		
		影响翻身操作的因素，如损伤部位、伤口、输液、导管等	2		
	用物	用物齐备，放置合理：软枕2个 少一件用物扣2分	4		
	环境	环境清洁，安全、安静	2		
实施过程质量标准70		1. 核对解释，取得合作	3		
		2. 移开床旁桌、拉起对侧护栏、取下床头动作轻稳	6		
		3. 松开被尾	3		
		4. 正确处理输液及引流导管，保护受伤部位及伤口	4		
		5. 枕头移向对侧	2		
		6. 患者双手摆放位置合适	3		
		7. 平移患者至操作者近侧床旁	6		
		8. 三位操作者站位合适，双手放置位置合适	10		
		9. 三人翻身动作正确、同步	10		
		10. 患者侧卧角度不超过60°	5		
		11. 检查背部皮肤，根据情况（口述）做背部护理	5		
		12. 软枕位置摆放合适，双腿自然屈曲，置于舒适位	5		
		13. 牵引头部，垫好枕头	4		
		14. 妥善整理用物，洗手，记录	4		
综合评价质量标准15	沟通	操作前向患者解释	1		
		操作中指导患者配合	1		
		操作后介绍注意事项	1		
		护患沟通有效，患者理解并配合	1		
	技能	实施态度认真，患者安全、舒适	1		
		实施方法正确、动作稳准熟练	1		
		实施顺利，达到预期效果	1		
		时间＜5min	4		
	知识	颈椎损伤患者翻身注意事项	4		
合计					

实训二十七 牵引护理技术考核评分标准

1. 皮牵引护理技术评分标准

项目总分		考核内容	分值	扣分	说明
评估计划质量标准15	护士	尊称患者、自我介绍	1		
		耐心解释，语言柔和恰当、态度和蔼可亲	2		
		仪表端庄，衣帽整洁	1		
		修剪指甲，洗手、戴口罩	1		
	患者	患者病情、意识、心理状况、合作程度	2		
		患者骨折类型，是否适合皮牵引，患者体重，以选择牵引锤重量	2		
	用物	用物齐备，放置合理：牵引架、牵引绳、宽胶布、绷带、皮牵引带、滑轮、重锤、骨科床 少一件用物扣2分	4		
	环境	环境安静，光线明亮，室温适宜	2		
实施过程质量标准70		1. 核对解释，取得合作	2		
		2. 暴露肢体范围适当，清洁皮肤	3		
		3. 调整牵引床头或尾高度，患肢摆放体位适当，衬垫妥当	10		
		4. 皮牵引套放置位置合适，绑扎松紧合适（或胶布粘贴位置合适，其外缠绕绷带，固定牢固）	15		
		5. 抬高患肢，牵引绳力向与牵引肢体长轴一致	10		
		6. 牵引重量合适，一般不超过5kg	10		
		7. 给予患者健康教育（口述）	10		
		8. 再次检查牵引有效性，观察肢端血运、感觉和活动	5		
		9. 妥善整理用物，洗手，记录	5		
综合评价质量标准15	沟通	操作前向患者解释	1		
		操作中指导患者配合	1		
		操作后介绍注意事项	1		
		护患沟通有效，患者理解并配合	1		
	技能	实施态度认真	1		
		实施方法正确、动作稳准、熟练	1		
		实施顺利，达到预期效果	1		
		时间＜15min	4		
	知识	描述皮牵引的注意事项	4		
合计					

2. 骨牵引护理技术评分标准

项目总分		考核内容	分值	扣分	说明
评估计划质量标准15	护士	尊称患者、自我介绍	1		
		耐心解释，语言柔和恰当、态度和蔼可亲	2		
		仪表端庄，衣帽整洁	1		
		修剪指甲，洗手、戴口罩	1		
	患者	患者病情、意识、心理状况、合作程度	2		
		患者骨折类型、部位，是否适合骨牵引及牵引锤重量	2		
	用物	用物齐备，放置合理：骨牵引器械包1个，包括克氏针数枚。切开包1个，牵引弓1个，牵引绳1.5m，牵引重锤，局麻药品（包括10ml、20ml的注射器1～2个、2%利多卡因10～20ml），皮肤消毒盘（包括2%碘酒、酒精、棉签等用物）。抗生素空瓶两个，无菌手套两双，护理记录单 少一件用物扣2分	4		
	环境	关闭门窗，调室温，必要时屏风遮挡，请无关人员回避。	2		
实施过程质量标准70		1. 核对解释，取得合作	2		
		2. 暴露肢体范围适当，清洁皮肤	3		
		3. 消毒皮肤，选择进针点并作标记，铺无菌巾	10		
		4. 局部麻醉，医生穿入牵引针	10		
		5. 安装牵引弓和牵引绳、滑轮、牵引支架系统方法正确	20		
		6. 全面检查牵引的有效性：牵引架的位置、角度、高度及牵引绳有无阻力等，确保牵引符合要求，牵引有效	10		
		7. 给予患者健康教育（口述）	8		
		8. 观察患肢牵引位置、患肢末梢血运情况，做好护理记录	5		
		9. 整理床单位，患肢保暖	2		
综合评价质量标准15	沟通	操作前向患者解释	1		
		操作中指导患者配合	1		
		操作后介绍注意事项	1		
		护患沟通有效，患者理解并配合	1		
	技能	实施态度认真	1		
		实施方法正确、动作稳准、熟练	1		
		实施顺利，达到预期效果	1		
		时间＜15min	4		
	知识	描述骨牵引的注意事项	4		
合计					

3. 兜带牵引护理技术评分标准

项目总分		考核内容	分值	扣分	说明
评估计划质量标准 15	护士	尊称患者、自我介绍	1		
		耐心解释，语言柔和恰当、态度和蔼可亲	2		
		仪表端庄，衣帽整洁	1		
		修剪指甲，洗手、戴口罩	1		
	患者	患者意识、心理状况、合作程度	2		
		患者病情，是否适合兜带牵引及牵引锤重量	2		
	用物	用物齐备，放置合理：根据牵引需要备大小适合的兜带，如颌枕带、骨盆牵引带或骨盆兜带、棉垫，护理记录单 少一件用物扣 2 分	4		
	环境	关闭门窗，调室温，必要时屏风遮挡，请无关人员回避	2		
实施过程质量标准 70		1. 核对解释，取得合作	2		
		2. 暴露肢体范围适当，清洁皮肤	3		
		3. 正确放置牵引带：牵引带选择尺寸、大小合适；放置位置合适；绑扎松紧合适；必要时做好衬垫	20		
		4. 安装牵引绳、滑轮、牵引锤方法正确，牵引锤重量合适	15		
		5. 全面检查牵引的有效性：牵引架的位置、角度、高度及牵引绳有无阻力等，确保牵引符合要求，牵引有效	15		
		6. 给予患者健康教育（口述）	8		
		7. 观察牵引位置、局部及远端血运情况，做好护理记录	5		
		8. 整理床单位，患肢保暖	2		
综合评价质量标准 15	沟通	操作前向患者解释	1		
		操作中指导患者配合	1		
		操作后介绍注意事项	1		
		护患沟通有效，患者理解并配合	1		
	技能	实施态度认真	1		
		实施方法正确、动作稳准、熟练	1		
		实施顺利，达到预期效果	1		
		时间＜7min	4		
	知识	描述枕颌带牵引的注意事项	4		
合计					

实训二十八　固定护理技术考核评分标准

1. 石膏绷带固定护理技术评分标准

项目总分		考核内容	分值	扣分	说明
评估计划质量标准 15	护士	尊称患者、自我介绍	1		
		耐心解释，语言柔和恰当、态度和蔼可亲	2		
		仪表端庄，衣帽整洁	1		
		修剪指甲，洗手、戴口罩	1		
	患者	骨折肢体是否复位、是否有开放性伤口	2		
		骨折肢体肿胀程度及局部血运情况	2		
	用物	用物齐备，放置合理：合适规格的石膏绷带、温水、棉纸、疼痛评分卡、石膏刀、剪刀、红蓝色记号笔 少一件用物扣 2 分	4		
	环境	环境安静，光线明亮，室温适宜 关闭门窗，必要时屏风遮挡	2		
实施过程质量标准 70		1. 核对解释，取得合作	2		
		2. 暴露肢体范围适当，清洁皮肤	2		
		3. 患肢摆放体位适当（一般为功能位），衬垫妥当	3		
		4. 石膏绷带准备及包扎过程方法正确：将石膏卷平放并完全浸没于温水中，浸透后取出，挤出多余水分；由近至远缠绕石膏绷带，每一圈盖住上一圈的下 1/3；露出脚趾	30		
		5. 包扎过程中以手掌对石膏托扶、塑形，无手指压痕	5		
		6. 提供烤灯促进石膏干固，患者无烫伤	3		
		7. 记号笔标记石膏固定日期及预拆除日期	5		
		8. 石膏松紧适宜，边缘整齐、光滑，对肢体无卡压和摩擦	10		
		9. 给予患者健康教育（口述）	5		
		10. 妥善整理用物，洗手，记录	5		
综合评价质量标准 15	沟通	操作前向患者解释	1		
		操作中指导患者配合	1		
		操作后介绍注意事项	1		
		护患沟通有效，患者理解并配合	1		
	技能	实施态度认真	1		
		实施方法正确、动作稳准、熟练	1		
		实施顺利，达到预期效果	1		
		时间＜15min	4		
	知识	如何观察石膏绷带固定过程中的并发症	4		
合计					

2. 小夹板固定护理技术评分标准

项目总分		考核内容	分值	扣分	说明
评估计划质量标准 15	护士	尊称患者、自我介绍	1		
		耐心解释，语言柔和恰当、态度和蔼可亲	2		
		仪表端庄，衣帽整洁	1		
		修剪指甲，洗手，戴口罩	1		
	患者	骨折是否为四肢长管骨闭合性伤口	2		
		骨折肢体肿胀程度及局部血运情况	2		
	用物	用物齐备，放置合理：合适规格的小夹板、纸衬垫、大小合适的固定垫、绷带及布带 少一件用物扣 2 分	4		
	环境	环境安静，光线明亮，室温适宜	2		
实施过程质量标准 70		1. 核对解释，取得合作	2		
		2. 暴露肢体，清洁皮肤	3		
		3. 患肢摆放体位适当（一般为功能位），衬垫妥当	5		
		4. 安放夹板位置合适：夹板长度合适，超关节固定	25		
		5. 绑扎横带松紧适宜，固定可靠	15		
		6. 患肢抬高	5		
		7. 患肢关节位置合适，关节处于功能位	5		
		8. 给予患者健康教育（口述）	5		
		9. 妥善整理用物，洗手，记录	5		
综合评价质量标准 15	沟通	操作前向患者解释	1		
		操作中指导患者配合	1		
		操作后介绍注意事项	1		
		护患沟通有效，患者理解并配合	1		
	技能	实施态度认真	1		
		实施方法正确、动作稳准、熟练	1		
		实施顺利，达到预期效果	1		
		时间＜7min	4		
	知识	如何指导患者进行固定期间的功能锻炼	4		
合计					

实训二十九　拐杖的使用技术考核评分标准

项目总分		考核内容	分值	扣分	说明
评估计划质量标准 15	护士	尊称患者、自我介绍	1		
		耐心解释，语言柔和恰当、态度和蔼可亲	2		
		仪表端庄，衣帽整洁	1		
		修剪指甲，洗手、戴口罩	1		
	患者	患者身体状况、使用拐杖的影响因素	2		
		理解能力，合作程度	2		
	用物	用物齐备，放置合理：拐杖 1 付，手消毒液 1 瓶 少一件用物扣 2 分	4		
	环境	环境安全，无障碍	2		
实施过程质量标准 70		1. 核对解释，取得合作	5		
		2. 准确介绍拐杖的结构和各部件功能	10		
		3. 拐杖高度调整合适	10		
		4. 指导示范规范、正确	15		
		5. 协助患者下床动作正确	5		
		6. 使用中能及时指导和纠正不良姿势	10		
		7. 讲解使用拐杖的注意事项	10		
		8. 妥善整理用物，洗手	5		
综合评价质量标准 15	沟通	操作前向患者解释	1		
		操作中指导患者配合	1		
		操作后介绍注意事项	1		
		护患沟通有效，患者理解并配合	1		
	技能	实施态度认真，患者安全、舒适	1		
		实施方法正确、动作轻稳熟练	1		
		实施顺利，达到预期效果	1		
		时间＜5min	4		
	知识	使用拐杖的注意事项	4		
合计					

实训三十 颈托使用技术考核评分标准

项目总分		考核内容	分值	扣分	说明
评估计划质量标准 15	护士	尊称患者、自我介绍、耐心解释	1		
		仪表端庄，衣帽整洁	1		
		语言柔和恰当、态度和蔼可亲	1		
		洗手、戴口罩	1		
	患者	患者病情、心理状态、合作程度	2		
		患者颈椎病类型、是否耐受颈托、颈围、颈部卫生状况	2		
	用物	用物齐备，放置合理：合适型号的颈托、清洁用物、手消液、治疗盘内放安全剃刀、棉垫等 少一件用物扣2分	5		
	环境	整洁、室内温度适宜	2		
实施过程质量标准 70		1. 核对解释，取得合作	5		
		2. 正确协助患者翻身侧卧，清洁颈部皮肤	5		
		3. 正确放置后托于颈后	10		
		4. 协助患者平卧，保持颈部“中立位”	10		
		5. 正确放置前托于颈前部，两侧置于后托上	15		
		6. 下颌部放置棉垫，绑扎尼龙带于前托上	10		
		7. 整理：整理病人、床单位，环境，清理用物	10		
		8. 洗手，记录颈托固定时间	5		
综合评价质量标准 15	沟通	操作前向患者解释	1		
		操作中指导患者配合	1		
		操作后介绍注意事项	1		
		护患沟通有效，患者理解并配合	1		
	技能	实施态度认真，患者安全、舒适	1		
		实施方法正确、熟练、规范	1		
		实施顺利，达到预期效果	1		
		时间＜5min	4		
	知识	1. 说明颈托使用的目的	2		
		2. 叙述颈托大小如何选择，如何放置颈托	2		
合计					

实训三十一　腰围的使用技术考核评分标准

项目总分		考核内容	分值	扣分	说明
评估计划质量标准 15	护士	尊称患者、自我介绍、耐心解释	1		
		仪表端庄，衣帽整洁	1		
		语言柔和恰当、态度和蔼可亲	1		
		洗手、戴口罩	1		
	患者	患者年龄、病情、心理状态、合作程度	2		
		患者的身体状况，疼痛部位，双下肢感觉、运动、肌力	2		
	用物	用物齐备，放置合理：合适型号的腰围、纱布数块、清洁用物、手消液 少一件用物扣 2 分	5		
	环境	室内整洁、安静、安全，关闭门窗，室温合适，必要时屏风遮挡	2		
实施过程质量标准 70		1. 核对解释，取得患者合作	5		
		2. 关闭门窗，注意保暖	5		
		3. 轴线翻身法协助患者侧卧，整理衣服	5		
		4. 选择合适规格的腰围（周径相适应，其上缘达肋下缘，下至臀裂）	10		
		5. 将腰围左右对称放于腰背部，标志向上，位置合适，方向正确，协助患者平卧，或取平卧位嘱患者用双肘及足部支撑抬臀及腰部，将腰围摊开置于身体后方	10		
		6. 腰围左右内层相粘，外层加以固定	10		
		7. 调整腰围松紧度以侧边能伸进二指为宜	10		
		8. 检查固定情况　腰围下方固定左右髂骨以下，左右对称	10		
		9. 整理　整理患者、床单位、环境，清理用物，洗手，记录	5		
综合评价质量标准 30	沟通	操作前向患者解释	1		
		操作中指导患者配合	1		
		操作后介绍注意事项	1		
		护患沟通有效，患者理解并配合	1		
	技能	实施态度认真，患者安全、舒适	1		
		实施方法正确、熟练、规范	1		
		实施顺利，达到预期效果	1		
		时间＜5min	4		
	知识	1. 说明使用腰围的作用	2		
		2. 简述腰围使用注意事项	2		
合计					

实训三十二 抗休克裤使用技术考核评分标准

项目总分		考核内容	分值	扣分	说明
评估计划质量标准 15	护士	尊称患者、自我介绍、耐心解释	1		
		仪表端庄，衣帽整洁	1		
		语言柔和恰当、态度和蔼可亲	1		
		洗手、戴口罩、戴手套	1		
	患者	患者病情、意识状态、合作程度	2		
		患者伤口部位、有无禁忌证	2		
	用物	用物齐备，放置合理：抗休克裤、充气管、氧气、测压表等 少一件用物扣 2 分	5		
	环境	安静、清洁，宽敞、明亮，温度适宜，隔帘遮挡	2		
实施过程质量标准 70		1. 核对医嘱，洗手戴口罩，检查仪器性能及气囊止血带是否漏气	5		
		2. 辨识患者，解释，取得合作	3		
		3. 检查抗休克裤及附件是否完好和齐全，根据患者情况选择型号	10		
		4. 展开抗休克裤，正确包裹左下肢-右下肢-腹部，腹囊上缘未知何时，系紧尼龙搭扣	15		
		5. 接氧气筒充气，接压力表监测，先充双下肢气囊，再充腹部气囊，充气压力合适，及时监测血压及其他生命体征的变化	10		
		6. 脱抗休克裤，放气顺序正确，先缓慢放掉腹囊气体，再放双下肢囊气体。监测患者生命体征，再次确认不需应用抗休克裤后方可撤去	10		
		7. 用物处理，抗休克裤浸泡消毒，消毒液种类、浓度选择合适，用软毛刷刷净，洗净晾干，检查不漏气后备用	15		
		8. 洗手，记录	2		
综合评价质量标准 15	沟通	操作前向患者解释	1		
		操作中指导患者配合	1		
		操作后介绍注意事项	1		
		护患沟通有效，患者理解并配合	1		
	技能	实施态度认真，患者安全、符合手术要求	1		
		实施方法正确、熟练、规范	1		
		实施顺利，达到预期效果	1		
		时间＜5min	4		
	知识	描述使用抗休克裤的注意事项	4		
合计					

实训三十三　手术床的使用技术考核评分标准

<table>
<tr><th colspan="2">项目总分</th><th>考核内容</th><th>分值</th><th>扣分</th><th>说明</th></tr>
<tr><td rowspan="6">评估
计划
质量
标准
15</td><td rowspan="2">护士</td><td>仪表端庄，衣帽整洁</td><td>2</td><td></td><td></td></tr>
<tr><td>洗手、戴口罩</td><td>2</td><td></td><td></td></tr>
<tr><td rowspan="2">手术床</td><td>性能完好，床面整洁、无破损</td><td>3</td><td></td><td></td></tr>
<tr><td>配件齐全，各关节固定牢固，活动灵活</td><td>3</td><td></td><td></td></tr>
<tr><td>用物</td><td>用物齐备，放置合理：手术床及配件（头架、支臂板、床单）
少一件用物扣 2 分</td><td>3</td><td></td><td></td></tr>
<tr><td>环境</td><td>手术间温度、湿度符合规范、卫生符合规范</td><td>2</td><td></td><td></td></tr>
<tr><td colspan="2" rowspan="7">实施
过程
质量
标准
70</td><td>1. 手术床性能完好、配件齐全</td><td>10</td><td></td><td></td></tr>
<tr><td>2. 床单位平整</td><td>5</td><td></td><td></td></tr>
<tr><td>3. 支臂架安装牢固、位置合适（不可使手臂过度外展）</td><td>15</td><td></td><td></td></tr>
<tr><td>4. 头架安装合适</td><td>15</td><td></td><td></td></tr>
<tr><td>5. 能熟练操作手术床遥控面板</td><td>10</td><td></td><td></td></tr>
<tr><td>6. 妥善整理用物（拆除手术床配件，擦拭手术床表面）</td><td>10</td><td></td><td></td></tr>
<tr><td>7. 洗手</td><td>5</td><td></td><td></td></tr>
<tr><td rowspan="5">综合
评价
质量
标准
15</td><td rowspan="4">技能</td><td>实施态度认真，考虑患者安全、舒适</td><td>2</td><td></td><td></td></tr>
<tr><td>实施方法正确、动作轻稳熟练</td><td>2</td><td></td><td></td></tr>
<tr><td>实施顺利，达到预期效果</td><td>2</td><td></td><td></td></tr>
<tr><td>时间<5min</td><td>4</td><td></td><td></td></tr>
<tr><td>知识</td><td>手术床使用中的注意事项</td><td>5</td><td></td><td></td></tr>
<tr><td colspan="2">合计</td><td></td><td></td><td></td><td></td></tr>
</table>

实训三十四　翻身床的使用技术考核评分标准

项目总分		考核内容	分值	扣分	说明
评估计划质量标准 15	护士	尊称患者、自我介绍、耐心解释	1		
		仪表端庄，衣帽整洁	1		
		语言柔和恰当、态度和蔼可亲	1		
		洗手、戴口罩	1		
	患者	患者病情、心理状态、合作程度	2		
		患者身体状况，烧伤部位，烧伤区皮肤情况	2		
	用物	用物齐备，放置合理：翻身床是否处于备用状态，备消毒海绵垫、无菌棉垫、无菌单、小垫枕、束缚带等 少一件用物扣 2 分	5		
	环境	室内安全、整洁、温度适宜	2		
实施过程质量标准 70		1. 核对解释，取得合作	2		
		2. 安置四肢：患者四肢从搁手板、搁脚板上收回，上肢自然紧贴身体两侧，双下肢合拢	3		
		3. 移开搁手板、搁脚板；移开翻身床上的杂物及便盆、尿壶等	2		
		4. 覆盖创面：头枕部、额部、胸部、膝部放棉垫，小腿前侧放软枕；无菌单覆盖创面，身体上下部分各铺 4～6 层无菌棉垫	15		
		5. 放置床片：上层床片的便孔对准患者的会阴部，两层床片合拢，旋紧螺丝，固定床片	10		
		6. 扎好安全带，患肢肢体不外露	2		
		7. 安置好输液架，放开支撑脚，拔出安全弹簧，翻转翻身床轴 180°	10		
		8. 翻身后插上安全弹簧，固定支撑架，撤去安全带，去除上层床片及棉垫，充分暴露创面，红外线灯照射	15		
		9. 固定输液导管，调节滴速，观察输液管路通畅情况、生命体征及病情变化	3		
		10. 妥善固定尿袋，开放尿管	2		
		11. 搁手架高度适宜，垫棉垫，置四肢于功能位	3		
		12. 清理用物，洗手，记录翻身时间	3		
综合评价质量标准 15	沟通	操作前向患者解释	1		
		操作中指导患者配合	1		
		操作后介绍注意事项	1		
		护患沟通有效，患者理解并配合	1		
	技能	实施态度认真，患者安全、舒适	1		
		实施方法正确、熟练、规范	1		
		实施顺利，达到预期效果	1		
		时间＜10min	4		
	知识	1. 说明翻身床使用的目的	2		
		2. 叙述翻身床使用的注意事项	2		
合计					

实训三十五　电动气压止血仪的使用技术考核评分标准

项目总分		考核内容	分值	扣分	说明
评估计划质量标准15	护士	尊称患者、自我介绍、耐心解释	1		
		仪表端庄，衣帽整洁	1		
		语言柔和恰当、态度和蔼可亲	1		
		洗手、戴口罩	1		
	患者	患者病情、心理状态、合作程度	2		
		患者伤口部位	2		
	用物	用物齐备，放置合理：电动止血仪、电源连接线、气压止血带、专用接头、纱布、绷带	5		
		少一件用物扣2分			
	环境	手术间温度、湿度适宜、卫生符合规范，合理控制人员流动	2		
实施过程质量标准70		1. 洗手，戴口罩，检查仪器性能及气压止血带是否漏气	5		
		2. 安置患者于手术体位，确认切口及出血部位	3		
		3. 选择合适型号的止血带	5		
		4. 选择止血带放置位置准确：根据年龄、体形、手术部位选择止血带的放置部位，止血带距离手术部位上方10～15cm以上，接口朝上	10		
		5. 皮肤表面放置纱布衬垫，衬垫宽度适宜	5		
		6. 驱净止血带内空气，抬高肢体45°～60°，从肢体远端向近端用力缠绕止血带，外层用绷带固定，松紧度适宜	15		
		7. 连接充气导管和仪器接口	2		
		8. 设定参数，压力：健康成人上肢压力40kPa，下肢压力60kPa，儿童减半。时间：成人上肢60min，下肢90min，儿童减半	10		
		9. 充气至设定压力	5		
		10. 放气：将时间降至“0”，然后按“放气”键，待压力降至“0”时取下止血带	5		
		11. 整理止血带、止血仪及其附件并记录	5		
综合评价质量标准15	沟通	操作前向患者解释	1		
		操作中指导患者配合	1		
		操作后介绍注意事项	1		
		护患沟通有效，患者理解并配合	1		
	技能	实施态度认真，患者安全、符合手术要求	1		
		实施方法正确、熟练、规范	1		
		实施顺利，达到预期效果	1		
		时间＜5min	4		
	知识	描述使用仪器的注意事项	4		
合计					

实训三十六　高频电刀的使用技术考核评分标准

项目总分		考核内容	分值	扣分	说明
评估计划质量标准 15	护士	尊称患者、自我介绍、耐心解释	1		
		仪表端庄，衣帽整洁	1		
		语言柔和恰当、态度和蔼可亲	1		
		洗手、戴口罩	1		
	患者	患者病情、心理状态、合作程度	2		
		患者伤口部位、皮肤情况	2		
	用物	电刀仪器，一次性电极片 少一件用物扣 2 分	5		
	环境	手术间温度、湿度适宜、卫生符合规范，合理控制人员流动	2		
实施过程质量标准 70		1. 洗手，戴口罩，检查机器性能及所需部件是否齐全，检查电源、电极线路有无断裂和金属线外露	5		
		2. 安置患者于手术体位，确认切口部位	5		
		3. 选择合适品牌的电刀及大小形状合适的负极板	10		
		4. 负极板安装部位合适	15		
		5. 将极板插头正确连接至机器	10		
		6. 正确连接电刀笔与机器	5		
		7. 开机自检，正确调节输出功率	10		
		8. 正确关机，揭除负极板方法正确，无皮肤损伤	10		
综合评价质量标准 15	操作	操作前向患者解释	1		
		操作中指导患者配合	1		
		操作后介绍注意事项	1		
		护患沟通有效，患者理解并配合	1		
	实施过程	实施态度认真，患者安全、符合手术要求	1		
		实施方法正确、熟练、规范	1		
		实施顺利，达到预期效果	1		
		时间＜5min	4		
	知识	1. 说明高频电刀的用途	2		
		2. 使用高频电刀操作时的注意事项	2		
合计					

实训三十七　电视腹腔镜系统使用技术考核评分标准

项目总分		考核内容	分值	扣分	说明
评估计划质量标准 15	护士	仪表端庄，衣帽整洁	2		
		洗手、戴口罩	2		
	腹腔镜系统	性能完好，各部件齐全	3		
		手术用无菌器械在有效期内	3		
	用物	用物齐备，放置合理：腹腔镜，内镜电视摄像系统（含监视器、摄像头、信号转换器），冷光源系统，二氧化碳气腹系统，高频电刀，冲洗，吸引装置，集总监控中心，腹腔镜器械及录像机，盘式记录仪等选配设备 一件用物扣 2 分	3		
	环境	手术间温度、湿度符合规范、卫生符合规范，控制人员流动	2		
实施过程质量标准 70		1. 各仪器电源插头与仪器连接正确	5		
		2. 气腹机自检及使用方法正确	10		
		3. 擦拭摄像机目镜端，正确使用无菌塑料套套住目镜端	5		
		4. 正确衔接摄像机和机器，使用方法正确	8		
		5. 正确使用冷光源系统	15		
		6. 视野亮度的调节正确、适度	10		
		7. 术闭，正确关闭机器开关：关闭光源开关→关闭冷光源电源开关→关闭气腹机进气开关→关闭二氧化碳桶开关→打开气腹机进气开关→放余气→关闭进气开关→关闭气腹机电源开关→关闭摄像机、监视器电源开关→切断仪器电源→将电源线盘好系于仪器后，仪器归位	15		
		8. 洗手，登记	2		
综合评价质量标准 15	技能	实施态度认真	2		
		实施方法正确、动作轻稳熟练	2		
		实施顺利，达到预期效果	2		
		时间＜5min	4		
	知识	腹腔镜器械保养方法	5		
合计					

实训三十八　乳房的自我检查方法考核评分标准

项目总分		考核内容	分值	扣分	说明
评估计划质量标准15	护士	尊称患者、自我介绍、耐心解释	1		
		仪表端庄，衣帽整洁	1		
		语言柔和恰当、态度和蔼可亲	1		
		洗手、戴口罩	1		
	患者	患者身体状况、心理状态、合作程度	2		
		患者乳房处皮肤的清洁度，皮肤完整性，月经周期时间	2		
	用物	用物齐备：检查床、镜子、小枕、屏风 少一件用物扣2分	5		
	环境	室内整洁、温度适宜，关闭门窗，隔帘遮挡	2		
实施过程质量标准70		1. 核对解释，取得合作	3		
		2. 关闭门窗，调节室温，隔帘遮挡	2		
		3. 视诊			
		（1）患者面向镜子，脱去上衣，两臂放松垂于身侧，观察两侧乳房的大小和外形、乳头、乳晕、乳腺区浅表静脉、乳房表面皮肤等，方法正确，检查全面、仔细	10		
		（2）双手叉腰，检查乳房有无变化	2		
		（3）弯腰、屈肘向后绷紧胸肌，观察乳房轮廓和形状变化	4		
		（4）两手掌相握，两臂高举伸直至头顶，观察双侧乳房；转动身体观察乳房的外周及边缘部位	8		
		（5）同法检查另一侧	8		
		4. 触诊			
		（1）体位：根据乳房大小选择平卧或侧卧，被查侧手臂置于枕后	3		
		（2）检查手法正确：一侧手的食指、中指和无名指并拢，用指腹环形触摸对侧乳房，检查手指指腹紧贴皮肤，用力均匀，力度适宜	8		
		（3）检查顺序正确：依次为外上→外下→内下→内上	4		
		（4）乳头、乳晕检查方法正确：手指指腹平放在乳头上，轻轻地向内按压乳头，容易按下为正常现象。拇指和食指捏住乳头向前挤捏，观察有无溢液	5		
		（5）检查腋窝有无肿块	2		
		（6）同法检查另一侧	8		
		5. 整理：整理患者、床单位，环境，清理用物，洗手，记录	3		
综合评价质量标准15	沟通	操作前向患者解释	1		
		操作中指导患者配合	1		
		操作后介绍注意事项	3		
		护患沟通有效，患者理解并配合	1		
	技能	实施态度认真，患者安全、舒适	1		
		实施方法正确、熟练、规范	1		
		实施顺利，达到预期效果	1		
		时间<7min	2		
	知识	1. 说明乳房检查的目的	2		
		2. 叙述乳房检查时间选择	2		
合计					

实训三十九　乳腺癌术后患侧肢体康复训练法考核评分标准

项目总分		考核内容	分值	扣分	说明
评估计划质量标准15	护士	尊称患者、自我介绍、耐心解释	1		
		仪表端庄，衣帽整洁	1		
		语言柔和恰当、态度和蔼可亲	5		
		洗手、戴口罩	1		
	患者	患者年龄、心理状态、合作程度	2		
		患者身体状况，疼痛部位、伤口恢复情况及身体耐受情况	2		
	环境	室内整洁、温度适宜，隔离帘遮挡	3		
实施过程质量标准70		1. 核对、解释，取得患者合作	2		
		2. 指导患者进行肘、腕、手指活动：运动时间指导正确，锻炼方法准确无误	20		
		3. 肩部运动的指导：运动时间指导正确，锻炼方法准确无误	15		
		4. 伤口愈合拆线后患侧肩部锻炼的指导：运动项目、方法准确无误	20		
		5. 观察患者肢体功能恢复情况	5		
		6. 告知患者患侧肢体康复锻炼的重要性及锻炼要点	5		
		7. 整理环境，床单位，洗手	3		
综合评价质量标准15	沟通	操作前向患者解释	1		
		操作中指导患者配合	1		
		操作后介绍注意事项	3		
		护患沟通有效，患者理解并配合	1		
	技能	实施态度认真，患者安全、舒适	1		
		实施方法正确、熟练、规范	1		
		实施顺利，达到预期效果	1		
		时间＜7min	2		
	知识	1. 说明乳癌术后患侧上肢功能锻炼的重要性	2		
		2. 简述肢体功能锻炼注意事项	2		
合计					

实训四十　体位引流考核评分标准

项目总分		考核内容	分值	扣分	说明
评估计划质量标准15	护士	尊称患者、自我介绍	1		
		耐心解释，语言柔和恰当、态度和蔼可亲	3		
		仪表端庄，衣帽整洁	1		
		洗手、戴口罩	1		
	患者	患者身体状况、影响训练的因素	3		
		理解能力，合作程度	2		
	用物	用物齐备，放置合理：枕头、软垫等协助体位摆放的用具；痰杯、纸巾和听诊器；负压吸引器、吸痰管、护理记录单 少一件用物扣2分	2		
	环境	室内整洁、温度适宜，关闭门窗，必要时屏风遮挡，无关人员回避	2		
实施过程质量标准70		1. 核对解释，取得合作	5		
		2. 根据病变部位选择合适的体位	10		
		3. 指导患者深呼吸方法正确	10		
		4. 指导患者有效咳嗽方法正确	15		
		5. 叩背方法正确	10		
		6. 训练时间合适，未引起患者明显不适	10		
		7. 正确收集痰液与痰杯中	5		
		8. 致谢，妥善整理用物	2		
		9. 洗手，记录	3		
综合评价质量标准15	沟通	操作前向患者解释	1		
		操作中指导患者配合	1		
		操作后介绍注意事项	1		
		护患沟通有效，患者理解并配合	1		
	技能	实施态度认真，患者安全、舒适	1		
		实施方法正确、动作熟练	1		
		实施顺利，达到预期效果	1		
		时间＜20min	4		
	知识	描述体位排痰时的注意事项	4		
合计					

实训四十一　呼吸功能训练法考核评分标准

项目总分		考核内容	分值	扣分	说明
评估计划质量标准15	护士	尊称患者、自我介绍	1		
		耐心解释，语言柔和恰当、态度和蔼可亲	3		
		仪表端庄，衣帽整洁	1		
		洗手、戴口罩	1		
	患者	患者身体状况、影响训练的因素	3		
		理解能力，合作程度	2		
	用物	用物齐备：护理记录	2		
	环境	环境清洁，安静，光线明亮，室温适宜	2		
实施过程质量标准70		1. 核对解释，取得合作	5		
		2. 指导患者吸气方法正确	10		
		3. 指导患者呼气方法正确	10		
		4. 依据患者病情（口述），正确指导患者配合躯体运动进行训练	15		
		5. 示范动作规范：吸气、呼气时间比1∶2	10		
		6. 正确进行频率及次数指导	15		
		7. 致谢，妥善整理用物	3		
		8. 洗手，记录	2		
综合评价质量标准15	沟通	操作前向患者解释	1		
		操作中指导患者配合	1		
		操作后介绍注意事项	1		
		护患沟通有效，患者理解并配合	1		
	技能	实施态度认真，患者安全、舒适	1		
		实施方法正确、动作熟练	1		
		实施顺利，达到预期效果	1		
		时间＜5min	4		
	知识	呼吸训练时的注意事项	4		
合计					

参 考 文 献

高友娟，翟慧，邓兰芹，等，2004. 介绍一种手术区皮肤消毒瓶.护理学杂志（综合版）[J]，14：60.

耿莉华，宋雁宾，黄少平，2009. 护理实训教材外科护理分册[M]. 北京：科学出版社.

郭书芹，王叙德，2016. 外科护理学[M]. 北京：人民卫生出版社.

江志伟，黎介寿，汪志明，等，2008. 加速康复外科用于直肠癌前切除病人价值探讨. 中国实用外科杂志[J]，28（1）：59-64.

兰庆芳，丁永清，孟世春，2002. 不同方式备皮对骨科手术的影响.护理学杂志[J]，17（5）：365-366.

李乐之，路潜，2014. 外科护理学[M]. 北京：人民卫生出版社.

李乐之，路潜，2014. 外科护理学实践与学习指导[M]. 北京：人民卫生出版社.

皮红英，丁炎明，郑一宁，等，2015. 外科护理技能实训[M]. 北京：科学出版社.

魏革，刘苏君，王方，2014. 手术室护理学[M]. 北京：人民军医出版社.

吴品兰，吴金妹，1991. 化学脱毛剂用于手术前备皮的实验研究. 中华护理杂志[J]，26（10）：436-438.

中华人民共和国卫生部，2005. 中国护理事业发展规划纲要（2011—2015）[S]. 北京.

中华人民共和国卫生部政策法规司，2009. [中华人民共和国卫生行业标准]WS310.1—2009 医院消毒供应中心 // 第一部分：医院消毒供应中心管理规范[S]. 北京.

中华人民共和国卫生部政策法规司，2009. [中华人民共和国卫生行业标准]WS310.2—2009 医院消毒供应中心 // 第二部分：清洗消毒及灭菌技术操作规范[S]. 北京.